内容提要

《妇人方论》《小儿方论》著录于《内蒙古自治区线装古籍联合目录》，均为手抄本，现藏于包头医学院图书馆。

《妇人方论》论及产后虚损、恶露不尽、经水适断、热入血室、崩漏、呕吐、久积、虚烦头痛、中风、草褥等，收方一百六十余首。

《小儿方论》论及初生、十日至五十日、百日及过百日、二百日至一岁、二岁至三岁、小儿风热，并附老人风热，收方一百三十余首。

黄元御医书十三种

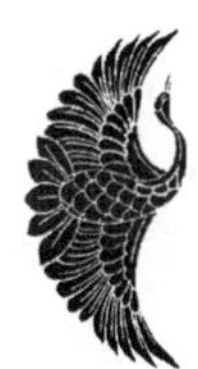
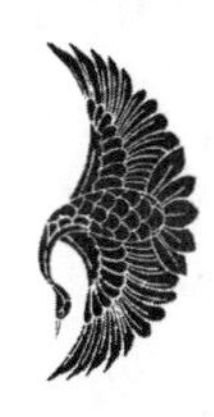

妇人方论 小儿方论

清·黄元御 撰
高 峰 孙洽熙 主校

人民卫生出版社
·北 京·

图书在版编目（CIP）数据

妇人方论、小儿方论 / （清）黄元御撰 ；高峰，孙洽熙主校. -- 北京 ：人民卫生出版社，2024. 8.
（黄元御医书十三种）. -- ISBN 978-7-117-36717-2
Ⅰ. R289. 5
中国国家版本馆 CIP 数据核字第 20244S7Q44 号

黄元御医书十三种

妇人方论　小儿方论

Huang Yuanyu Yishu Shisan Zhong

Furen Fanglun　Xiao'er Fanglun

撰　　者：清·黄元御
主　　校：高　峰　孙洽熙
出版发行：人民卫生出版社（中继线 010-59780011）
地　　址：北京市朝阳区潘家园南里 19 号
邮　　编：100021
E - mail：pmph @ pmph.com
购书热线：010-59787592　010-59787584　010-65264830
印　　刷：北京华联印刷有限公司
经　　销：新华书店
开　　本：710 × 1000　1/16　　印张：10
字　　数：124 千字
版　　次：2024 年 8 月第 1 版
印　　次：2024 年 9 月第 1 次印刷
标准书号：ISBN 978-7-117-36717-2
定　　价：68.00 元
打击盗版举报电话：010-59787491　E-mail：WQ @ pmph.com
质量问题联系电话：010-59787234　E-mail：zhiliang @ pmph.com
数字融合服务电话：4001118166　E-mail：zengzhi @ pmph.com

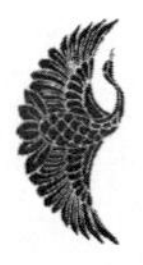

校注委员会

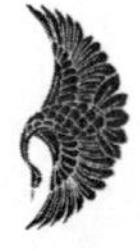

主　校　高　峰　孙洽熙

副主校　王　莉　费旭昭

校注者　高　峰　孙洽熙　王　莉

费旭昭　冯　蕊　屈炜煊

周　凯　李　娜　许　歌

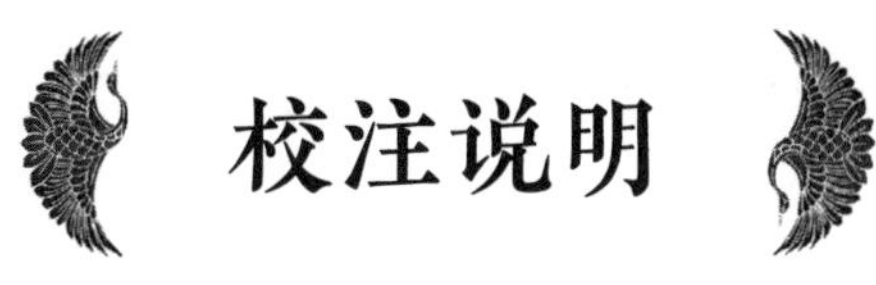

校注说明

《妇人方论》《小儿方论》,清代黄元御撰。黄元御(1705—1758),名玉路,字元御,一字坤载,号研农,别号玉楸子,山东省昌邑县人,清代著名医学家。黄元御于乾隆十五年(1750)北游帝城,“考授御医”。因其医术精湛,而被乾隆帝青睐,亲题“妙悟岐黄”匾额赐之,悬挂太医院门首,以示褒奖。

黄元御的医学著作,《四库全书总目提要》著录11部,分别为《素问悬解》《灵枢悬解》《难经悬解》《伤寒悬解》《伤寒说意》《金匮悬解》《四圣心源》《素灵微蕴》《四圣悬枢》《长沙药解》《玉楸药解》,于1990年由人民卫生出版社出版(《黄元御医书十一种》,麻瑞亭、孙洽熙等点校);《昌邑县续志》(光绪三十三年)著录《玉楸堂稿》,未见刊行,亦未见抄本流传;《内蒙古自治区线装古籍联合目录》著录《妇人方论》《小儿方论》2部,均系清抄本。

浙江大学医学院附属邵逸夫医院高峰先生,崇尚黄元御医学,运用黄氏医术于临床,疗效卓著,而且20年来,一直在寻找《玉楸堂稿》。在此过程中,2023年年初,中国科学技术大学朱浩浩教授提供线索——《内蒙古自治区线装古籍联合目录》中载有黄元御撰著的清抄本《妇人方论》《小儿方论》。在浙江水利水电学院李海静教授进一步帮助下查找得知,包头医学院图书馆藏有清抄本《妇人方论》《小儿方论》。于是,高峰即刻赶赴包头医学院,在包头医学院郭静霞教授、李擎乾教授的协助下见到上述二书。孙洽熙教授见此二书后，从行文风格、学术思想等方面进行考证，确认为黄元御所著。这一发现意义重大，使黄元御的妇科、儿科学术内容得以重现，是对黄元御学术思想体系的进一步完善。

纵观《妇人方论》《小儿方论》，结构严谨，文笔精炼，条序清分，风格独特，尊古崇圣之特色至为鲜明，内容宏富。极有必要将其校注梓行，进一步弘扬黄氏医术，以供今人、后来者参考应用，造福患者。

《妇人方论》《小儿方论》仅见此清抄本，无法进行对校，现运用本校、理校、他校等对其进行整理。主要问题的处理方法和依据，如下：

1. 底本中明显脱漏的字词，径补，并出注说明。

2. 底本中的繁体字、异体字、俗体字、避讳字等，径改为现今通行规范简体字，不出注。

3. 底本中的讹字、别字，或笔画小误者，如日月混淆、己已巳不分等，径改，不出注。

4. 凡属通假字，原文不动，首见时出注说明。

5. 底本中表示方位的“右”“左”，分别改为“上”“下”，不出注。

6. 下列药名径改，不出注。

黄耆→黄芪，礬石→矾石，射香→麝香，皂心土→灶心土，蜚猫→斑蝥，紫苑→紫菀，石羔→石膏，硫磺→硫黄，虎仗→虎杖，牛漆→牛膝，杜蘅→杜衡，兔丝子→菟丝子，薯芋→薯蓣，松罗→松萝，白蘚皮→白鲜皮，薰陆香→熏陆香，天雄→天雄。

7. 他校所用主要古籍版本如下：

《备急千金要方》：人民卫生出版社 1955 年影印本。

《千金翼方》：人民卫生出版社 1955 年影印本。

《外台秘要》：人民卫生出版社 1955 年影印本。

《本草纲目》：人民卫生出版社 1957 年影印本。

《金匮要略》：人民卫生出版社 2005 年何任、何若苹整理本。

最后，对朱浩浩教授、李海静教授、郭静霞教授、李擎乾教授等致以诚挚的谢意！

校注委员会

2023 年 8 月于杭州

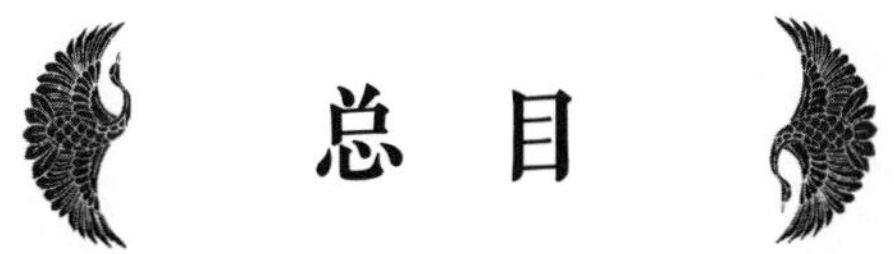

总 目

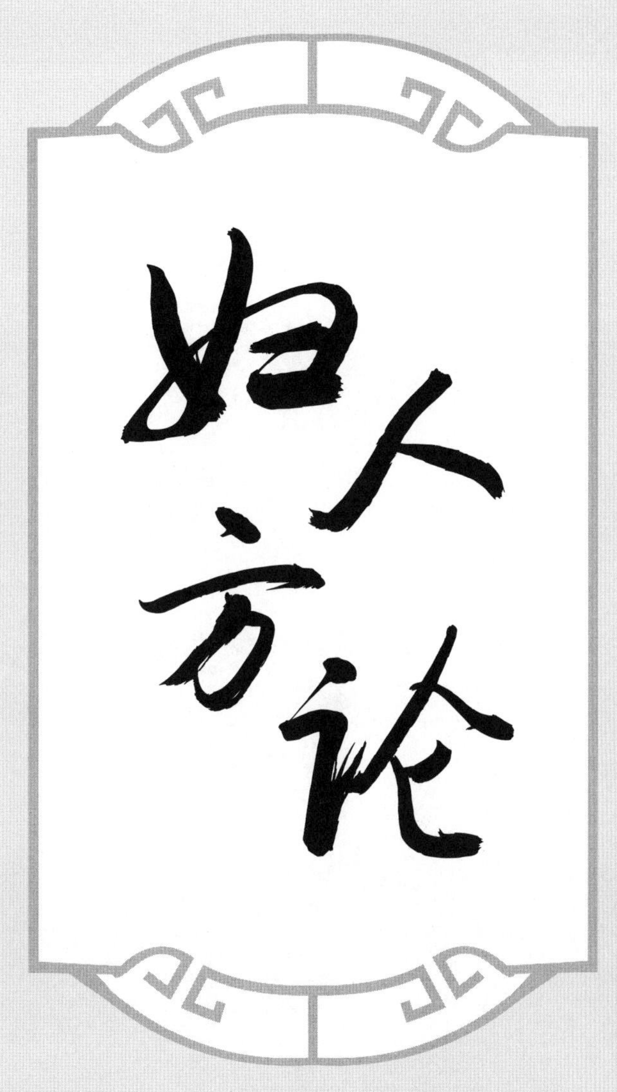

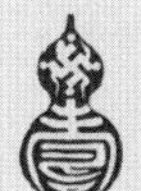

清·黄元御　撰

清·夏侯极　精抄

《妇人方论》症目

产后虚损	呕吐
恶露不尽	久积
经水适断	虚烦头痛
热入血室	中风
崩漏	草蓐

妇人方目

小柴胡汤方	当归续断汤方
人参知母汤方	龙骨散方
人参地黄汤方	车前子散方
大承气汤方	鸡肶胵[3]汤方
抵当汤方	石韦汤方
竹皮丸方	地黄煎丸方
竹叶汤方	黄鸡汤方
土[1]瓜根汤方	当归龙骨汤方
大黄甘遂汤方	桃核乌贼散方
桑螵蛸汤方	戎盐丸方
苦蒌[2]汤方	桃核汤方

1 土:原作“木”,据正文改。

2 苦蒌:原作“菰𦼮”,据正文改。苦蒌,即瓜蒌。

3 胵:原作“胫”,据正文改。

1 细辛芎䓖汤方：原无，据正文及前后文例补。

1 厘：原作“理”，据正文改。
2 蜜：原作“密”，据正文改。
3 土：原作“木”，据正文改。

1 散：原作"汤"，据正文改。
2 汤：原作"散"，据正文改。
3 散：原作"汤"，据正文改。
4 旋：原无，据正文补。
5 汤：原作"丸"，据正文改。

1 紫菀丸方：原无，据正文及前后文例补。

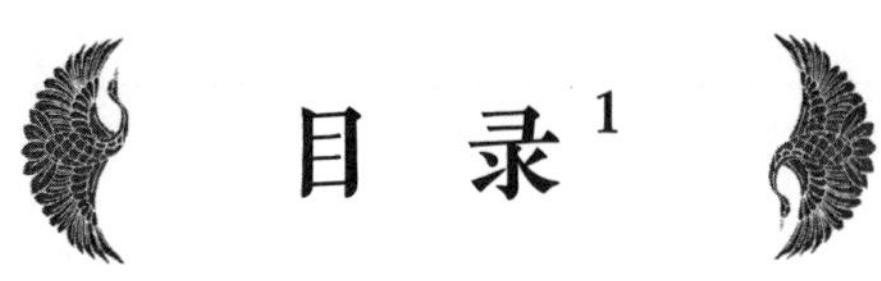

目　录[1]

1 此目录原无，据正文整理而成。

产后虚损

妇人产后郁冒，其脉微弱，呕不能食，大便反鞕，但头汗出。所以然者，血虚而厥，厥者必冒，冒家欲解，必大汗出。以血虚下厥，孤阳上出，故头汗出。大便鞕，呕不能食。小柴胡汤[1]主之。

血竭气尽，腠理开，邪气因入，与正气相搏，结于胁下，正邪分争，往来寒热。脏腑相连，其痛必下，痛下邪高，故使呕也。产后虚损少气，人参知母汤主之。

产后虚损，逆害饮食，人参地黄汤主之。

病解能食，七八日更发热不食，食则谵语者，此谓胃实也，大承气汤[2]主之。

假令不愈者，此为腹中有干血着脐下，抵当汤主之。

◎　**人参知母汤**（原名生地黄汤）

生地　人参　知母　桂心　厚朴　炙草各一两　赤小豆三升

上七味，㕮咀，以水二斗五升煮地黄，取一斗，去滓，内药，煎取三升，分三服。

◎　**人参地黄汤**（原名当归芍药汤）

当归半两　芍药　人参　桂心　生姜　炙草各一两　干地黄二两　大枣二十枚

1 小柴胡汤：后文未列方药组成和煎服法。

2 大承气汤：原作“大乘气汤”，据前文《妇人方目》改。后文未列方药组成和煎服法。

上八味，吹咀，以水七升煮取三升，分三服，日三。

◎ **抵当汤**

水蛭　虻虫各卅枚（熬）　大黄三两　桃核卅个（去皮尖）

上四味，以水五升煮取三升，去滓，温服一升。不下者，更服。

恶露不尽

妇人产后七八日，无太阳证，不呕不渴，小便自利，少腹鞕痛，此恶露不尽，结在膀胱也。

产后虚烦呕逆，安中益气，竹皮丸主之。

产后虚渴少气，竹叶汤主之。

产后渴不止，土瓜根汤主之。

妇人少腹满如敦状，小便微难而不渴，此为产后水与血俱结在血室也，大黄甘遂汤主之。

产后虚冷，小便数，桑螵蛸汤主之。

产后小便数兼渴，苦蒌汤主之。

产后虚损不足，腹中拘急或溺血，小腹苦痛，当归续断汤主之。

妇人无故溺血，龙骨散主之。

房劳伤中溺血，车前子散主之。

妇人结气成淋，小便引痛，上至少腹，或时溺血，或如豆汁，或如胶饴，每发欲死，饮食不生肌肤，面目萎黄，鸡肶胵汤主之。

产后卒患淋，石韦汤主之。

妇人脐下鞕结如杯升，月经不通，寒热往来，下利羸瘦，此为血瘕，地黄煎丸主之。

产后下利羸瘦，黄鸡汤主之。

产后下利腹痛，当归龙[1]骨汤主之。

1 龙：原无，据前文《妇人方目》及后文方名补。

产后血瘕痛，桃核乌贼散主之。

妇人血瘕，攻刺腹胁，时痛，戎盐丸主之。

◎ **竹皮丸**

生竹茹二分　石膏二分　桂枝一分　甘草七分　白薇一分

上五味，末之，枣肉和丸弹子大，以饮服一丸，日三夜二服。有热者，倍白薇；烦喘者，加柏实一分。

◎ **竹叶汤**

竹叶三升　人参　茯苓　炙草各一两　大枣十四枚（劈）　麦冬五两（去心）　小麦五合　生姜　半夏各三两（洗）

上九味，㕮咀，以水九升煮竹叶、小麦，取七升，去滓，内药，煮取二升半，一服五合，日三夜一。

◎ **土瓜根汤**（原名苦蒌汤）

土瓜根五两　苦蒌根四两　炙草二两　人参三两　干地黄二两　麦冬三两（去心）　大枣廿枚（劈）

上七味，㕮咀，以水八升煮取二升半，分三服。

◎ **大黄甘遂汤**

大黄四两　甘遂二两　阿胶二两

上三味，以水三升煮取一升，顿服之，其血当下。

◎ **桑螵蛸汤**

桑螵蛸卅枚（炙）　鹿茸（炙）　黄芪各三两　生姜四两　人参　牡蛎（熬）　炙草各二两

上七味，㕮咀，以水六升煮取二升半，分三服。

◎ **苦蒌汤**

苦蒌根　黄连　麦冬　甘草各二两　桑螵蛸廿枚（炙）　人参　生姜各三两　大枣十五枚

上八味，㕮咀，以水七升煮取二升半，分三服。

◎ **当归续断汤**（原名大补当归汤）

当归　续断　桂心　芎䓖　干姜　麦冬各三两　芍药三两　吴茱萸一升　干地黄六两　甘草二两　白芷二两　大枣四十枚

上十二味，㕮咀，以酒一斗渍药一宿，明旦以水一斗合煮，取五升，去滓，分五服，日三夜二。入黄芪二两更佳。

◎ **龙骨散**

龙骨五两

上一味，捣筛，酒服方寸匕，空腹服，日三。

◎ **车前子散**

牡蛎　桂心　黄芩　车前子等分

上四味，捣筛，以饮服方寸匕，稍加至二匕，日三服。

◎ **鸡肶胵汤**

鸡肶胵廿具　鸡肠三具（洗）　厚朴（炙）　人参各三两　生姜五两　麻黄四两（去节）　大枣二十枚（劈）　当归　干地黄　炙草各二两

上十味，㕮咀，以水一斗煮鸡肶胵、肠、枣，取七升，去滓，内药，煎取三升半，分三服。

◎ **石韦汤**

榆白皮五两　石韦（去毛）　黄芩各三两　木通五两　大枣廿枚　葵子一升　白术一两

上七味，切，以水八升煮取二升半，分为三四服。

◎ **地黄煎丸**

生地黄卅片（捣绞取汁）　干漆一斤（熬，捣筛为末）

上二味，相和，微火煎，令可丸，药成如桐子大，食后以酒服五丸。

◎ **黄鸡汤**

黄雄鸡一只(治如食法,去脏,勿中水) 赤小豆二升 独活 吴茱萸 人参 黄连 甘草 黄芪 麦冬(去心) 当归各三两 大枣廿枚

上十一味,㕮咀,以水二斗煮鸡、豆,令余一斗,去鸡、豆,澄清,内药,煮取三升,分三服。

◎ **当归龙骨汤**

当归 龙骨各三两 干姜 白术各二两 芎䓖二两半 熟[1]艾 附子(炮) 炙草各一两

上八味,㕮咀,以水六升煮取三升,去滓,分三服,一日服尽。

◎ **桃核乌贼散**

干姜 乌贼骨各一两 桃核一两(去皮尖)

上三味,捣为散,酒服二寸匕,日二服。

◎ **戎盐丸**

大黄半分 当归半分 山茱萸一两 皂荚一两(去皮子尖) 细辛 戎盐各六铢

上六味,杵为散,以香脂丸如指大,绵裹,内阴中,正坐良久,瘕当下,法如乳妇养。

1 熟:原作"热",形讹,据文义改。

经水适断

妇人中风七八日，经水适断者，其血必结，胸胁逆满，如结胸状，桃核汤主之。

妇人胸胁满，月经不调，时绕脐苦痛，手足烦热，两胫酸者，温经丸主之。

妇人月经不调，或一月不来，或两月三月不来，或多或少，绕脐苦痛，面色萎黄，四体虚损，羸瘦，不能饮食，桃核当归汤主之。

月经不调，或月前，或月后，或如豆汁，腰痛如折，两脚痛者，阳起石汤主之。

产后虚羸不足，腹中刺痛不止，吸吸少气，或苦少腹中急挛，痛引腰背，不能饮食，当归建中汤主之。

妇人因产后虚冷结鞭，月经往来不时，苦腹胀满，绕脐下疼引腰背，手足烦，或寒热心烦，不欲饮食，鹿茸丸主之。

月经往来腹肿，腰腹痛，女青散[1]主之。

产后月经往来，乍多乍少，仍复不通，时时疼痛，少腹里急，痛引腰背，牛膝丸主之。

月经不通，手足烦热，腹满心烦，默默不欲寐，杏仁丸主之。

月经不通六七年，或肿满气逆，癥瘕痛，虻虫丸主之。

妇人中风，发热恶寒，经水适来，得之七八日，热除而脉迟，身体凉和，续得寒热，发作有时，烦燥[2]谵语者，此为热入血室也，海蛤散主之。

---

1 女青散：原作“女青丸”，据前文《妇人方目》及后文方名改。

2 烦燥：即烦躁。燥，通躁。

◎ **桃核汤**(原名桃核承气汤)

桃仁五十枚(去皮尖) 桂枝二两(去皮) 大黄四两 芒硝一两 炙草二两

上五味,以水七升煮取二升半,去滓,内硝,更上微火沸,下火,先食服五合,日三服,当微利。

◎ **温经丸**

干姜 吴茱萸 附子 大黄 芍药各三两 黄芩 干地黄 当归 桂心 白术各二两 人参 石韦各一两(去毛) 蜀椒一合(去目) 桃仁七十枚(去皮尖,双仁熬) 苡仁一升

上十五味,捣筛,炼蜜和丸桐子大,先食酒服十丸,日三。不知加之,以知为度。

◎ **桃核当归汤**[1]

当归 桃仁(去皮尖) 牛膝 丹皮 大黄各三两(别渍) 芎䓖 土瓜根各二两 芍药 朴硝 桂心各二两 虻虫(去翅足,熬) 水蛭各半两(熬)

上十二味,㕮咀,以水九升煮取三升,分温服。忌如常法。

◎ **阳起石汤**(原名牡丹大黄汤)

牡丹皮 大黄 朴硝各四两 桃仁一升(去皮尖) 阳起石 人参 茯苓 水蛭 虻虫(去翅足,熬) 炙草各二两

上十味,㕮咀,以水九升煮取三升,去滓,内朴硝,令烊尽,分三服,相去如一炊顷。

---

1 桃核当归汤:原作"桃仁当归汤"。据前文《妇人方目》和条文"妇人月经不调,或一月不来,或两月三月不来,或多或少,绕脐苦痛,面色萎黄,四体虚损,羸瘦,不能饮食,桃核当归汤主之"改。

◎ 当归建中汤

当归四两　桂枝三两　芍药六两　生姜三两　甘草二两　大枣十二枚

上六味，以水一斗煮取三升，分温三服，一日令尽。若太虚，加饴糖六两，汤成内之，于火上暖令饴消。若去过多，崩伤内衄不止，加地黄六两、阿胶二两，合八味，汤成内阿胶。若无当归，以芎䓖代之。若无生姜，以干姜代之。

◎ 鹿茸丸

鳖甲半两　干姜　赤石脂　丹参　禹余粮　当归　白芷　干地黄　代赭石　甘草　鹿茸　乌贼骨　僵蚕各十铢　桂心　细辛　蜀椒　附子各一两

上十七味，炼蜜和丸梧子大，空心服五丸，加至十丸。

◎ 女青散

女青　桂心　大黄　芎䓖各半两　䗪虫四枚　蜀椒　干姜各六铢

上七[1]味，捣筛为末，宿勿食，温酒服一钱匕，日三。

◎ 牛膝丸[2]

牛膝　桂心各一两　大黄　芎䓖各三两　芍药　人参各三两　当归

1 七：原作“八”。

2 本方组成中，当归、水蛭、虻虫缺少剂量。可参《千金翼方》牛膝丸。《千金翼方》卷八《妇人四·月水不利第二》载：“治产后月水往来，乍多乍少，仍不复通，里急，下引腰身重。牛膝丸方：牛膝、桂心、大黄、芎䓖各三两，当归、芍药、人参、牡丹皮各二两，水蛭（熬）、虻虫（熬，去翅足）、䗪虫（熬）各十枚，蛴螬（熬）、蜚蠊虫各四十枚（一方无）。上一十三味，捣筛为末，炼蜜和丸如梧桐子大。空腹，温酒下五丸，日三服。不知，渐增至十丸。”亦可参《备急千金要方》牛膝丸（多一味甘草）。《备急千金要方》卷四《妇人方下·月经不调第四》载：“牛膝丸，治产后月水往来，乍多乍少，仍复不通，时时疼痛，小腹里急，下引腰身重方。牛膝、芍药、人参、大黄各三两，牡丹皮、甘草、当归、芎䓖各二两，桂心一两，䗪虫、蛴螬、蜚蠊各四十枚，虻虫、水蛭各七十枚。上十四味，为末，蜜丸如梧子，酒服五丸，日三。不知稍增。”

水蛭（熬） 虻虫（熬，去翅足） 牡丹皮二两 蛴螬 蜚蠊虫各四十枚 䗪虫十枚[1]（熬）

上十三味，捣筛为末，炼蜜和丸梧子大，空腹温酒下五丸，日三。不知，渐加至十丸。

◎ **杏仁丸**[2]

芎䓖五两半 芒硝 柴胡各五两 茯苓二两半 杏仁五合（去皮尖）大黄一斤 蜀椒 水蛭（熬） 虻虫（熬，去翅足） 葶苈二两（熬令紫色）桃仁百枚（去皮尖） 牡丹皮二两 干姜六两 䗪虫二两（熬）

上十四味，捣为末，别捣杏仁如泥，炼蜜和丸桐子大，空心酒服七丸，日三。不知加之。此方与七熬丸[3]同，多三味。

◎ **虻虫丸**

虻虫四百枚（熬，去翅足） 水蛭三百枚（熬） 蛴螬一升（熬） 干地黄 牡丹皮 干漆（熬） 土瓜根 芍药 牛膝 桂心各四两 黄芩 牡蒙

---

1 䗪虫十枚：原作“䗪虫各十枚”，据《千金翼方》改。

2 本方组成中，蜀椒、水蛭、虻虫缺少剂量。可参《千金翼方》卷八《妇人四·月水不利第二》载：“治月水不通，手足烦热，腹满，默默不欲寐心烦方：芎䓖五两半，芒硝、柴胡各五两，茯苓二两，杏仁五合（去皮尖，双仁，熬），大黄一斤，蜀椒（去目，闭口者，汗）、水蛭（熬）、虻虫（去翅足，熬）各半两，桃仁一百枚（去皮尖，双仁，熬），䗪虫（熬）、牡丹皮各二两，干姜六两，葶苈子五合（熬令紫色）。上一十四味，捣筛为末，别捣桃仁、杏仁如泥，炼蜜和为丸如梧桐子大。空腹酒服七丸，日三服，不知稍增之。（此方与前七熬丸同，多三味）”

3 七熬丸：出《千金翼方》卷八《妇人四·月水不利第二》。原文：“治妇人月水不利，手足烦热，腹满不欲寐，心烦。七熬丸方：大黄半两（熬），前胡、芒硝各五分，干姜三分，茯苓二分半，杏仁（去皮尖，双仁）一分半（熬），蜀椒（去目及闭口，汗）、葶苈各二分（熬），桃仁二十枚（去皮尖，双仁，熬），水蛭半合（熬），虻虫半合（去翅足，熬）。上一十一味，捣筛为末，炼蜜和丸如梧桐子，饮服七丸，日三服，渐加至十丸，治寒先食服之。（《千金》有芎䓖三分）”

桃仁各三两(熬,去皮尖)　茯苓　海藻各五两　葶苈五合(熬)　吴茱萸二两

上十七味,捣筛为末,别捣桃仁、葶苈如泥,炼蜜和丸桐子大,酒服七丸,日三次。

◎　**海蛤散**

海蛤　滑石　炙草各一两　芒硝半两

上四味,为末,每服二钱匕,鸡子清调下,得小便利则愈。

热入血室

妇人伤寒发热，经水适来，昼则明了，暮则谵语，如见鬼状者，此为热入血室，故使如疟状，发作有时，治之勿犯胃气及上二焦，必自愈。

产后腹痛，烦满不得卧，枳实芍药散[1]主之。

妇人月经来，绕脐痛，上冲心胸，往来寒热，如疟疰状，薏苡散主之。

产后内虚，邪气入腹，腹中疾痛下血，烦燥谵语见鬼，羊肉汤主之。

妇人忽如鬼交通，松脂膏主之。

鬼疰，大小麝香丸主之。

阳明病，下血谵语，但头汗出，当刺期门，随其实而泻之，濈然汗出则愈。七八日不大便，昼日烦燥不得眠，夜而安静，大承气汤[2]主之。

产后寒疾，积血不下，上冲心胸，时时烦燥，手足烦疼，胃中热结，腹满短气，不得饮食，大黄汤[3]主之。

妇人经漏下血不解，艾叶汤主之。

崩中下血数升，气欲绝，麝香汤主之。

崩中下血，短气欲绝，面黑如漆，黄芪芎劳汤主之。

崩中面色赤，茯苓补心汤主之。

妇人崩中下血，或如豆汁，艾叶赤石脂汤主之。

崩中下赤白，其人困笃，月经失度，往来无常，少腹弦急，或苦疠痛，气

---

1 枳实芍药散：原作"枳实芍药汤"，据前文《妇人方目》及后文方名改。

2 大承气汤：后文未列方药组成和煎服法。

3 大黄汤：后文未列方药组成和煎服法。

上冲胸心，两胁肿胀，马蹄丸主之。

产后下赤白，腹中疞痛，艾叶汤主之。

产后下赤白久不断，身面悉肿，大豆汤主之。

产后所下过多，虚竭少气，面目脱色，腹中痛，白芷丸主之。

◎ **枳实芍药散**

枳实（烧黑，勿太过） 芍药等分

上为末，每服方寸匕，日三服。并治痈脓，以麦粥下。

◎ **薏苡散**[1]（原名桃仁散）

苡仁 牛膝 代赭石各二两 桃仁五十枚 䗪虫廿枚 桂心 茯苓一两 大黄八两

上八味，为末，宿勿食，温酒服[2]一钱匕，日三。

◎ **羊肉汤**

肥羊肉一斤 当归 炙草 芍药各一两

上四味，切，以水一斗煮羊肉，取七升煎药，服二升，分服。

◎ **松脂膏**

松脂二两 雄黄一两（研末）

上二味，先烊松脂，乃内雄黄末，搅[3]令相得，取鸡中黄着熏笼中，令病

1 本方组成中，桂心缺少剂量。可参《备急千金要方》桃仁散。《备急千金要方》卷四《妇人方下·月经不调第四》载："桃仁散，治月经来，绕脐痛，上冲心胸，往来寒热，如疟疰状。桃仁五十枚，䗪虫二十枚，桂心五寸，茯苓一两，薏苡仁、牛膝、代赭各二两，大黄八两。上八味，治下筛，宿勿食，温酒服一钱匕，日三。"

2 服：原无，据《备急千金要方》"桃仁散"煎服法而补。

3 搅：原作"揽"，文义不属，据《备急千金要方》改。《备急千金要方》卷三《妇人方中·杂治第八》载："治妇人忽与鬼交通方。松脂二两，雄黄一两（末）。上二味先烊松脂，乃内雄黄末，以虎爪搅令相得，药成取如鸡子中黄，夜卧以著熏笼中烧，令病人取自升其上，以被自覆，惟出头，勿令过热及令气得泄也。"

人升其上，覆被取汗，惟令头出。

◎ **大麝香丸**[1]

麝香 礜石八分 牛黄 附子 鬼臼 真珠 莽草 犀角[2] 矾石 细辛 桂心 獭肝 藜芦各二分 雄黄一两 丹砂三两 蜈蚣 蜥蜴 巴豆 杏仁各五十枚 芫青 地胆 长亭 斑蝥各七枚

上二十三味，为末，蜜和丸，合更擣三千杵，丸如小豆大，饮服一丸，再渐至三丸，虫毒所螫摩之，以知为度。

◎ **小麝香丸**

麝香三分 莽草 栀仁各三分 雄黄 当归 丹砂各四分 犀角 干姜 桂心 芍药 细辛各五分 附子 乌头各五枚 蜈蚣一枚 巴豆五十枚

上十五味，为末，蜜和合，擣千杵，丸如小豆大，服三丸，日三，可加至五丸。一切尸疰痛皆主之。

◎ **艾叶汤**[3]（原名胶艾汤）

艾叶 当归 芎䓖 阿胶 甘草 芍药四两 干地黄

上七味，以水五升、渍酒三升合煮，去滓，内胶，令消尽，温服一升，日三服，不差更作。

---

1 本方组成中，麝香缺少剂量。可参《备急千金要方》大麝香丸。《备急千金要方》卷十二《胆腑·万病丸散第七》载："大麝香丸，治鬼疰飞尸，万病皆主之方。麝香三分，牛黄、附子、鬼臼、真珠、莽草、犀角、矾石、细辛、桂心、獭肝、藜芦各二分，蜈蚣、蜥蜴各一枚，丹砂二两，雄黄一两，巴豆、杏仁各五十枚，地胆（《外台》作蚺蛇胆）、芫青、亭长、斑蝥各七枚，礜石八分。上二十三味，末之，蜜和合，更擣三千杵，饮服如小豆一丸，日二，渐加至三丸。虫毒所螫摩之，以知为度。"

2 犀角：现为禁用品。下同。

3 本方组成中，仅芍药有剂量。可参《金匮要略·妇人妊娠病脉证并治》芎归胶艾汤："芎䓖、阿胶、甘草各二两，艾叶、当归各三两，芍药四两，干地黄四两。"

◎ **麝香汤**[1]

麝香二两　人参一两　生姜四两　灶心土五升

上四味，㕮咀二味，别研灶心土鸡子许，以水一斗煮取升半，去滓，内香，搅[2]令调，分二服。（救急方）

◎ **黄芪芎藭汤**

黄芪　芍药　芎藭　甘草各四两　生姜一斤

上五味，㕮咀，以酒五升浸一宿，明旦更以水五升煮取四升，分四服，日三夜一。

◎ **茯苓补心汤**

茯苓四两　桂心　甘草各二两　紫石英　人参各一两　大枣廿枚　麦冬三两（去心）　赤小豆廿四枚

上八味，㕮咀，以水七升煮取二升，分三服。

◎ **艾叶赤石脂汤**（原名伏龙肝汤）

灶心黄土（如弹丸）七枚　赤石脂　桂心　艾叶　炙草各二两　生地四升（切）　生姜二两

上七味，㕮咀，以水一斗煮取三升，去滓，分四服，日三夜一。

◎ **马蹄丸**

白马蹄十两　龙骨三两　乌贼骨一两　鹿茸二两　禹余粮五两

上五味，为末，蜜丸梧子大，以酒服二十丸，日再，以知为度。

◎ **大豆汤**

大豆（微熬）　小麦　蒲黄各一升　吴茱萸半升

---

1 麝香汤：原作“麝香丸”，据前文《妇人方目》、条文“崩中下血数升，气欲绝，麝香汤主之”及后文煎服法改。

2 搅：原作“揽”，文义不属，故改。

上四味，以水五升、酒一斗煮取四升，去滓，分四服。

◎ **白芷丸**

白芷五两　干地黄四两　续断　干姜　当归　阿胶各二两　附子一两

上七味，为末，蜜和丸如梧子大，酒服二十丸，日四五服。无当归，以芎䓖代之，入蒲黄一两，妙。无续断，以大蓟根代之。

崩漏

妇人崩中漏下赤白，胸中少气，腹中拘急疼痛引腰背，面目脱色，唇口干燥，昼夜不得眠，当归续断汤[1]主之。

妇人崩中漏下赤白或青黑，腐臭不可近，令人面黑无颜色，皮骨相连，腰背疼痛，痛连两胁[2]，不能久立，但欲得卧，慎火草散主之。

妇人积冷崩中，去血不断，腰背痛，四肢沉重，禹余粮散主之。

妇人忽暴崩中，去血不断，或如鹅鸭肝状，小蓟汤主之；不差者，牛角䚡[3]丸主之。

妇人崩中，去血不断，咳逆虚烦，艾叶蒲黄汤主之。

吐血，细辛芎䓖汤主之。

吐血漏血，胸中塞痛，桃核硝石汤主之。

产后腰痛喘咳，杜仲汤主之。

产后虚羸喘乏，腹中绞痛，羊肉地黄汤主之。

产后虚羸喘乏，乍寒乍热，病如疟状，名蓐劳，猪肾汤主之。

妇人产后中风，发热，面正赤，喘而头痛，防风竹叶汤主之。

产后中风，续续数十日不解，头微痛，恶寒，时时发热，心下烦乱，干呕汗出，日虽久，阳旦证续在耳，桂枝汤[4]主之。

风虚头痛，卧即盗汗出，牡蛎散主之。

---

1 当归续断汤：后文未列方药组成和煎服法。可参前《恶露不尽》节。

2 胁：原作“脚”，据《备急千金要方》改。详见后文“慎火草散”加减法中的注文。

3 䚡：原作“腮”，据前文《妇人方目》及后文“牛角䚡丸”改。

4 桂枝汤：后文未列方药组成和煎服法。

妇人体盛，流汗不止，或时盗汗，鲤鱼汤主之。

漏气汗出，泽泻汤主之。

妇人产后体虚，寒热，自汗出，猪膏煎主之。

妇人产后虚羸盗汗，啬啬恶寒，吴茱萸酒主之。

产后中风，遍身疼痛，自汗出者，独活汤主之。

◎ **慎火草散**

慎火草　白石脂　鳖甲　黄连　细辛　石斛　芎䓖　干姜　芍药　当归　熟艾　牡蛎　禹余粮各二两　蔷薇根皮　干地黄各四两

上十五味，杵为散，空腹酒服方寸匕，日三服，稍增至二匕。

如寒多，加附子及干姜；热多，加[1]知母、黄芩各一两，倍石斛；白多，加干姜、白石脂；赤多，加桂心、代赭石各[2]二两。

◎ **禹余粮散**（原名大牛角中仁散）

牛角中仁一枚（烧）　防风二两　干地黄　桑耳　蒲黄　干姜　赤石脂　余粮　续断　附子（炮，去皮）　白术　龙骨　矾石（烧）　当归各三两　人参一两

上十五味，为末，温酒未食服方寸匕，日三。不知，渐加之。

---

1 加：原作"加知"。据前后文义，"知"为衍文，故删。

2 各：原无，据《备急千金要方》"慎火草散"加减法而补。《备急千金要方》"慎火草散"多一味桂心。《备急千金要方》卷四《妇人方下·赤白带下崩中漏下第三》载："慎火草散，治崩中漏下赤白青黑，腐臭不可近，令人面黑无颜色，皮骨相连，月经失度，往来无常，小腹弦急，或苦绞痛上至心，两胁肿胀，食不生肌肤，令人偏枯，气息乏少，腰背痛连胁，不能久立，每嗜卧困懒。（又方见后）慎火草、白石脂、禹余粮、鳖甲、干姜、细辛、当归、芎䓖、石斛、芍药、牡蛎各二两，黄连、蔷薇根皮、干地黄各四两，熟艾、桂心各一两。上十六味，治下筛，空腹酒服方寸匕，日三，稍加至二匕。若寒多者，加附子、椒，热多者，加知母、黄芩各一两；白多者，加干姜、白石脂；赤多者，加桂心、代赭各二两。"

◎ **小蓟汤**

小蓟根四两　当归　阿胶　续断　青竹茹　芎䓖各三两　生地　灶心土　地榆各四两　马通一升(赤带用赤马,白带用白马)

上十味,㕮咀,以水八升和马通汁煮取三升,服不止,频服三四剂。

◎ **牛角䚡丸**

牛角䚡(剉[1],熬令黑)　龟甲各二两　柏子仁　当归　阿胶　赤石脂　芎䓖　干地黄各半两　续断　甘草　地榆　鹿茸　小蓟根　丹参各卅铢

上十四味,为末,蜜丸桐子大,空心酒服十丸,日再,稍加至三十丸。

◎ **艾叶蒲黄汤**(原名熟艾汤)

熟艾　蟹爪各一升　淡竹茹一把　灶心土半斤　当归一两　干地黄　芍药　桂心　蒲黄　阿胶　茯苓各二两　炙草一两[2]

上十二味,以水一斗九升煮艾,取汁一斗,去滓,内药,煮取四升,内胶,令消尽,一服一升,一日服尽。羸人以意消减之。

◎ **细辛芎䓖汤**(原名黄土汤)

灶心黄土一枚(鸡子大)　桂心　干姜　当归　芍药　白芷　甘草　阿胶　芎䓖　生地各一两　细辛半两　吴茱萸二升

上十二味,㕮咀,以酒七升、水三升合煮取三升半,去滓,内胶,煮取三升,分三服。亦治衄血。

---

1 剉:在古汉语中,"剉"有刀斫、刀切之义,如《康熙字典》所载"剉……《玉篇》去芒角也。斫也。《六书故》斩截也"。依据当前第7版《现代汉语词典》,"剉"为"挫""锉"的异体字,但"挫""锉"均无刀斫、刀切之义。故遵从古汉语。

2 炙草一两:《千金翼方》"熟艾汤"中作"甘草五寸(炙)"。《千金翼方》卷八《妇人四·崩中第一》载:"治妇人崩中,血出不息,逆气虚烦。熟艾汤方:熟艾一升,蟹爪一升,淡竹茹一把,伏龙肝半斤,蒲黄二两,当归一两,干地黄、芍药、桂心、阿胶、茯苓各二两,甘草五寸(炙)。上一十二味,㕮咀,以水一斗九升煮艾,取一斗,去滓内药,煮取四升,内胶令烊尽,一服一升,一日令尽。羸人以意消息之,可减五六合。"

◎ **桃核硝石汤**

芍药 干姜 茯苓 桂心 当归 大黄 芒硝各二两 阿胶 甘草 人参 麻黄各一两 干地黄四两 虻虫八十枚 水蛭八十枚 大枣廿枚 桃仁百枚

上十六味,㕮咀,以水一升、酒七升煮取四升,分五服,日三夜二。

◎ **杜仲汤**(原名杜仲羊肉汤)

羊肉四斤 杜仲 紫菀 桂心各二两 五味子 细辛 款冬花 人参 厚朴 芎䓖 附子 萆薢[1] 甘草 黄芪各二两 白术三两 生姜八两 大枣三十枚 当归三两

上十八味,㕮咀,以水斗半煮羊肉,取汁一斗,去肉,内药,煎取三升半,去滓,分五服,日三夜二。

◎ **羊肉地黄汤**(原名羊肉汤)

肥羊肉三斤 当归 桂心 甘草各二两 芎䓖三两 芍药四两 生姜四两 干地黄五两

上八味,㕮咀,以水一斗半先煮肉,取七升,去肉,内药,煮取三升,去滓,分三服。不差,再作。

◎ **猪肾汤**

猪肾一具(去脂,羊肾亦可) 香豉(绵裹) 白粳米 葱白各一两

上四味,以三斗水煎取五升,任情服之。不差,更作。

◎ **防风竹叶汤**(原名竹叶汤)

竹叶一把 葛根三两 防风一两 桔梗 桂枝 人参 甘草各一两 附子一枚(炮) 大枣十五枚 生姜五两

上十味,以水一斗煮取二升半,分三,温服,覆取汗。颈项强,用大附

1 萆薢:原作"萆藓"。

子一枚，破之如豆大，煮药扬之去沫；呕者，加半夏半升。

◎ **牡蛎散**

牡蛎　白术　防风各三两

上三味，为末，酒服方寸匕，日二。止汗无出此方，一切泄汗服之，三日皆愈。

◎ **鲤鱼汤**

鲤鱼二斤　豆豉　葱白各一升（切）　干姜　桂心各二两

上五味，㕮咀三物，以水一斗煮鱼，取六升，去鱼肉，内药，微火煎取二升，去滓，分二服，取微汗。

◎ **猪膏煎**

猪膏　生姜汁　白蜜各一升　清酒五合

上四味，煎，调和五上五下，膏成，随意以酒服方寸匕，当炭火上熬。

◎ **泽泻汤**

泽泻二两　生地骨皮五两　炙草一两　半夏二两　石膏八两　柴胡三两　茯苓　生姜各二两　竹叶五合　人参二两　桂心一两　莼心一升

上十二味，切，以水一斗煮取三升，分三服。忌海藻、菘菜、羊肉、醋、生葱。

◎ **吴茱萸酒**

吴茱萸三两

上一味，以清酒三升渍一宿，煮如蚁鼻沸，减得二升许，分之，顿服一升，日再，间日更作服。亦治产后腹中疾痛。

◎ **独活汤**

独活　当归　芍药　生姜　桂心各三两　大枣卅枚（劈）　炙草二两

上七味，㕮咀，以水八升煮取三升，去滓，分三服，相去如十里久再进之。

呕吐

妇人先有寒分，胸满痛，或心腹刺痛，或呕吐，或食少，或肿，或汗，或下利，气息绵惙欲绝，产后益剧，防风吴茱萸汤主之。

伤寒身热头痛目赤，四肢烦痛不解，胁热下利，或医已吐下之，腹内虚损，欲得冷饮，饮不能消，腹中急痛，温食则吐，乍热乍寒，状如温疟，或小便不利，气满呕逆，下利不止，陟厘[1]丸主之。

寒后余寒，下利便脓血，日数十行，腹痛，时时下血，桂蜜汤主之。

产后有热下利，白头翁加甘草阿胶汤主之。

产后虚极下利，腹中逆满，水道闭绝，咽喉短气，鲍鱼麻子仁汤主之。

妇人胸满心下鞕，咽中帖帖如有炙肉脔，咽之不下，吐之不出，半夏厚朴汤主之。

妇人无故忧恚，胸中迫塞气不下，半夏细辛汤[2]主之。

妇人久虚羸瘦，四肢百体烦痛，脐下结冷，不能食，面目瘀黑，忧恚不乐，钟乳泽兰丸主之。

恚，心下支满，膈中伏热，月经不利，气上冲心欲呕，不可多食，懈怠不能动，地骨皮丸[3]主之。

忧恚呕血，烦满少气，胸中痛，地黄阿胶汤主之。

---

1 陟厘：原作“陟理”，据《本草纲目》改。下同，径改。李时珍曰：“郭璞曰：薄，水草也。一名石发。江东食之。案：石发有二，生水中者为陟厘，生陆地者为乌韭。”（《本草纲目·陟厘》）

2 半夏细辛汤：后文作“半夏细辛丸”。

3 丸：原作“圆”。

妇人腹中痛，小建中汤[1]主之。

妇人腹中血气刺痛，红蓝花酒主之。

妇人腹中诸疾痛，当归芍药散主之。

妇人脏躁[2]，数欠伸，悲伤欲哭，如神灵所作，甘草小麦汤主之。

妇人脏肿如瓜，阴中疼引腰背脊[3]者，杏子汤主之。

产后脏中风，阴肿痛，独活败酱汤主之。

◎ **防风吴茱萸汤**

吴茱萸二两　防风　桔梗　干姜　甘草　细辛　当归各十二铢　干地黄十八铢

上八味，㕮咀，以水四升煮取一升，去滓，分，再服。

◎ **陟厘丸[4]**

陟厘　当归四两　汉防己三两　黄连　紫石英二两　厚朴二两（炙）香豉三升　苦酒五升

上八味，以苦酒二升渍防己一宿，炙之令燥，内苦酒中，又以三升苦酒渍豉一宿，小蒸之，绞取汁，捣筛诸药，以酒豉汁和丸如桐子大，冷浆水服二十丸，极燥乃可服之。

---

1 小建中汤：后文未列方药组成和煎服法。

2 躁：原作“燥”。

3 脊：原作“瘠”。

4 本方组成中，陟厘、黄连缺少剂量。可参《外台秘要》陟厘丸。《外台秘要》卷一《伤寒上·崔氏方一十五首》载：“又疗少阴病二十日后下不止，可服陟厘丸。浩京方。陟厘四两（不用咸者），当归四两，汉防己三两，黄连三两，紫石英（别捣末，细研）二两，豉三升，厚朴二两（炙），苦酒五升。上八味，切，以二升苦酒渍防己一宿，出切炙之燥，复内苦酒中尽止，又以三升苦酒渍豉一宿，小蒸之，研绞取汁，捣下筛诸药，以酒豉汁，和之丸如梧桐子大，冷浆水服二十丸。丸极燥，乃可服之。忌猪肉冷水。”

加减法：羸人，加赤石脂一两；有风疾者，加防风一两；素下利者，加太乙余粮二两；妇人产后疾，加石硫黄一两；小便赤黄不利，加蒲黄一两。

◎ **桂蜜汤**

桂心　甘草　干姜各二两　白蜜一升　当归三两　赤石脂　附子一两（炮）

上七味，以水六升煮取三升，去滓，内蜜，再沸，分三次，日三服。

◎ **白头翁加甘草阿胶汤**

白头翁　甘草　阿胶各二两　秦皮　黄连　檗[1]皮各三两

上六味，以水七升煮取二升半，内胶，令消尽，分温三服。

◎ **鲍鱼麻子仁汤**（原名鲍鱼汤）

鲍鱼斤半　麻子仁　细辛　茯苓　生姜　五味子各一两　地黄五两

上七味，㕮咀，以水一斗煮鱼如食法，取汁七升，内药，煮取三升，分三服。

◎ **半夏厚朴汤**（原名半夏汤）

半夏一升　生姜五分　茯苓　厚朴各四分

上四味，㕮咀，以水六升煮取三升，分三服。

◎ **半夏细辛丸**

半夏十六铢　芍药　滑石　黄连　石膏　山茱萸　柴胡各一两六铢　大黄　麦冬　细辛　生姜各一两　桂心半两

上十二味，为末，蜜和丸如梧子大，酒服二十丸，加至三十丸，日三服。

◎ **钟乳泽兰丸**

钟乳三两　泽兰三两六铢　防风四十二铢　人参　柏子仁　麦冬

---

1 檗：原作“蘗”，形讹致误，故改。“蘗”“蘗”形近，“蘗”为“檗”的异体字。下同，径改。

干地黄　石膏　石斛[1]各两半　芎䓖　甘草　白芷　牛膝　山茱萸　薯蓣　当归　藁本各卅铢　细辛　桂心[2]　芜荑半两　艾叶十八铢

上廿一味，为末，蜜丸如桐子大，酒服二十丸，加至四十丸，日二服。

◎　**地骨皮丸**[3]

地骨皮（一作灰皮）　土瓜根　蜀椒　黄芩　白术　干姜　芎䓖各一两　桂心　干漆各两半　大黄　芍药　虻虫各二两

上十二味，为末，蜜丸梧子大，每服十丸，日三。不知，加之。

◎　**地黄阿胶汤**（原名生地黄汤）

生地黄一斤　大枣五十枚　阿胶　甘草各三两

上四味，㕮咀，以水一斗煮取四升，分四服，日三夜一。

◎　**红蓝花酒**

红蓝花一两

上一味，以酒一大升煎减半，顿服一半，未止，再服。

◎　**当归芍药散**

当归三两　芍药一斤　茯苓四两　白术四两　芎䓖三两　泽泻半斤[4]

---

1 石斛：原作"石解"，形讹致误，故改。下同，径改。

2 细辛　桂心：《备急千金要方》"钟乳泽兰丸"中作"细辛、桂心各一两"。《备急千金要方》卷四《妇人方下·补益第一》载："钟乳泽兰丸，治妇人久虚羸瘦，四肢百体烦疼，脐下结冷，不能食，面目瘀黑，忧恚不乐，百病方。钟乳三两，泽兰三两六铢，防风四十二铢，人参、柏子仁、麦门冬、干地黄、石膏、石斛各一两半，芎䓖、甘草、白芷、牛膝、山茱萸、薯蓣、当归、藁本各三十铢，细辛、桂心各一两，芜荑半两，艾叶十八铢。上二十一味，为末，蜜和丸如梧子，酒服二十丸，加至四十丸，日二服。"

3 丸：原作"圆"。

4 芎䓖三两　泽泻半斤：原无，据《金匮要略》"当归芍药散"补。

上六味，杵为散，取方寸匕，酒和，日三服。

◎ **甘草小麦汤**（原名甘麦大枣汤）

甘草三两　小麦一升　大枣十枚

上三味，以水六升煮取三升，温分三服。亦补脾气。

◎ **杏子汤**

杏仁二两（去皮尖）　桃仁二两（去皮尖）　虻虫[1]（去翅足，熬）　水蛭各卅枚（熬）　大黄三两

上五味，㕮咀，以水六升煮取二升五合，分三服，其病当随大小便有所下。如下多者，止勿服。如下少者，则尽三服。

◎ **独活败酱汤**（原名当归汤）

当归　独活　白芷　地榆各三两　败酱　矾石各二两[2]

上六味，以水一斗煮取[3]五升，适[4]冷暖稍稍洗阴，日三次。

---

1 虫：原无，据《千金翼方》"杏仁汤"补。《千金翼方》卷八《妇人四·月水不利第二》载："治月水不调，或一月再来，或两月、三月一来，或月前，或月后，闭塞不通，宜服杏仁汤方。杏仁（去皮尖，双仁）、桃仁（去皮尖，双仁）、虻虫（去翅足，熬）、水蛭（熬）各三十枚，大黄三两。上五味，㕮咀，以水六升煮取二升五合，分为三服。一服其病当随大小便有所下，若下多者，止勿服；若少者，则尽二服。"

2 败酱 矾石各二两：原无，据《备急千金要方》"当归洗汤"补。《备急千金要方》卷三《妇人方中·杂治第八》载："治产后脏中风，阴肿痛，当归洗汤方。当归、独活、白芷、地榆各三两，败酱（《千金翼》不用）、矾石各二两。上六味，㕮咀，以水一斗半煮取五升，适冷暖稍稍洗阴，日三。"

3 取：原作"水"，据文义改。

4 适：原无，据《备急千金要方》"当归洗汤"煎服法而补。

久积

妇人久积痰冷，胸膈痞满，不受饮食，温温[1]欲吐，血室空虚，客阳通之，令脉紧数，重热外[2]蒸，汗漏如珠，四肢烦痛，唇口干燥，渴胜[3]水浆，厚朴黄芪汤主之。

妇人月经来而得温病，病解后有热在腹，瘀闭不通，牡丹汤主之。

月经闭不通，洒淅寒热，代赭石汤主之。

月经闭不通，结瘕，腹大如瓮，短气欲绝，虎杖煎主之。

妇人经水闭不利，脏鞕僻，中有干血，下有物，矾石丸主之。

妇人月经不利，小腹鞕急，大便不通，时时有物下如鼻涕，或如鸡子白者，此为胞中气冷也，桃核吴茱萸汤主之。

妇人下焦虚冷，白汁与小便俱出，厚朴汤主之。

白崩及痔病，槐耳丸主之。

带下，经水不利，少腹满痛，阴下挺出，土瓜根散主之。

带下，漏血不止，经一月再见者，芎劳汤主之。

妇人带下，寒气血渍，腰腹痛，信水时复不调，手足厥逆，气上冲心，逆害饮食，干姜枳实汤主之。

月经不调，善恐畏如厌鬼状，补心丸主之。

妇人月水不调，或前或后，或多或少，乍白乍赤，续断阳起石汤主之。

---

1 温温:《千金翼方》作“浑浑”。详见后文“厚朴黄芪汤”的注文。

2 外:《千金翼方》作“水”。详见后文“厚朴黄芪汤”的注文。

3 胜:《千金翼方》作“升”。详见后文“厚朴黄芪汤”的注文。

妇人产后恶露不尽，气上冲心胸，手足逆冷，气短，腹胀满，大黄阿胶汤主之。

产后恶露不尽，腹内鞕满，虚羸少气，百病间发，或即脱肛，或时阴肿，及下出疼痛，五石乌头丸主之。

产后腹痛，芍药黄芪汤主之。

产后腹中急痛，桃核芍药汤主之。

产后腹痛，引腰背拘急，独活汤主之。

产后小腹痛引腰腹，如锥刀所刺，败酱汤主之。

产后阴下脱，磁石汤主之。

产后阴开不闭，硫黄散主之。

妇人阴吹，常服诃梨勒丸。

阴寒坐药，蛇床子散主之。

◎ **厚朴黄芪汤**[1]（原名厚朴汤）

厚朴　半夏（洗）　茯苓　白术各四两　枳实四两（炙）　芍药　黄芪　生姜八两　麦冬一升（去心）　桂心二两　人参　炙草各二两

上十二味，㕮咀，以水一斗五升煮取四升，分四服。

◎ **牡丹汤**[2]（原名前胡牡丹汤）

前胡　牡丹　元参　桃仁　黄芩　射干　旋覆花　苦蒌根　甘草

1 本方组成中，芍药、黄芪缺少剂量。可参《千金翼方》厚朴汤。《千金翼方》卷十八《杂病上·压热第六》载："厚朴汤，主久积痰冷，胸胁痞满，不受食饮，浑浑欲吐，血室空虚，客阳通之，令脉紧数，重热水蒸，汗漏如珠，四肢烦痛，唇口干燥，渴升水浆方。厚朴（炙）、半夏（洗）、茯苓、白术各四两，枳实四枚（炙），芍药、黄芪各二两，生姜八两（切），麦门冬一升（去心），桂心五合，人参、甘草（炙）各二两。上一十二味，㕮咀。以水一斗五升煮取五升，分四服。"

2 牡丹汤：原作"牡丹皮汤"。据前文《妇人方目》及条文"妇人月经来而得温病，病解后有热在腹，瘀闭不通，牡丹汤主之"改。

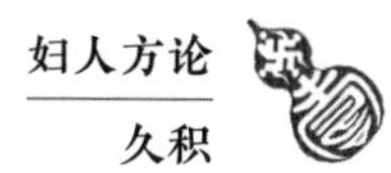

芍药　茯苓　大黄　枳实各三两

上十三味，㕮咀，以水一斗煮取三升，分三服。

◎　**代赭石汤**[1]

虻虫一两（熬，去翅足）　桃仁十两（炒，去皮尖）　桑螵蛸半两　代赭石　水蛭（熬）　蛴螬各二两（熬）　大黄三两

上七味，为末，别捣桃仁如膏，乃合药，炼蜜丸桐子大，酒服五丸，日二服。

◎　**虎杖煎**

虎杖根（细切）二斤

上一味，以水二石五斗煮取一大斗半，去滓，澄滤[2]净，醇酒五升和煎，令如饧[3]，每服一合，消息为度，不知则加。

◎　**矾石丸**[4]

矾石三分（烧）　杏仁一分

上二味，为末，炼蜜和丸枣核大，内脏中，剧者再内之。

1 代赭石汤：据后文服法，当作"代赭石丸"。

2 滤：原作"泸"，据《备急千金要方》改。《备急千金要方》卷四《妇人方下·月水不通第二》载："虎杖煎，治腹内积聚，虚胀雷鸣，四肢沉重，月经不通，亦治丈夫病方。取高地虎杖根细剉二斛，以水二石五斗煮取一大斗半，去滓，澄滤令净，取好淳酒五升和煎，令如饧，每服一合，消息为度，不知则加之。"

3 饧：原作"饴"，据《备急千金要方》"虎杖煎"煎服法而改。

4 矾石丸：此三字原无，据前述"妇人经水闭不利，脏鞕僻，中有干血，下有物，矾石丸主之"条文补。

◎ **桃核吴茱萸汤**[1]

吴茱萸二升　芍药三两　当归　干地黄　黄芩　大黄　干姜　芎䓖　桂心　丹皮　芒硝　人参　细辛　炙草各二两　水蛭(熬)　䗪虫(熬,去翅足)　桃仁五十枚　黄雌鸡一只(制如食法,毋中水)

上十八味,㕮咀,以清酒五升渍药一炊久,别以水二斗煮鸡,取一斗,去鸡,下药,合煮取三升,绞去滓,内芒硝,烊尽,温服一升,日三服。

◎ **厚朴汤**

厚朴(如手长大)四寸(去皮尖)　桂心一尺(捣末)

上二味,以酒五升煮厚朴两沸,去滓,内桂末汁中,宿勿食,晓服之。

◎ **槐耳丸**

槐耳　白蔹　艾叶　蒲黄　白芷各二两　黄芪　人参　续断　当归　余粮　橘皮　茯苓　干地　猬皮各三两　牛角䚡四两　猪后悬蹄廿个　白马蹄(熬,浸一宿)[2]

上十七味,为末,蜜丸桐子大,每日空心酒下廿丸,日二服。

---

1 本方组成中,水蛭、䗪虫缺少剂量(䗪虫,《千金翼方》作“虻虫”)。可参《千金翼方》卷八《妇人四·月水不利第二》载:“治妇人月水不利,小腹坚急,大便不通,时时见有物下如鼻涕,或如鸡子白,皆胞中风冷也方:大黄四两,吴茱萸二升,芍药三两,当归、干地黄、黄芩、干姜、芎䓖、桂心、牡丹皮、芒硝、人参、细辛、甘草(炙)各二两,水蛭(熬)、虻虫各五十枚(去翅足,熬),桃仁五十枚(去皮尖),黄雌鸡一只(治如食法,勿令中水)。上一十八味,㕮咀,以清酒五升渍药一炊久,又别以水二斗煮鸡取一斗,去鸡下药,合煮取三升,绞去滓,内芒硝烊令尽,搅调,适寒温。服一升,日三服。”

2 白马蹄(熬,浸一宿):《备急千金要方》作“白马蹄四两(酒浸一宿,熬)”。《备急千金要方》卷四《妇人方下·赤白带下崩中漏下第三》载:“治女人白崩及痔病方:槐耳、白蔹、艾叶、蒲黄、白芷各二两,黄芪、人参、续断、当归、禹余粮、橘皮、茯苓、干地黄、猬皮各三两,牛角䚡四两,猪后悬蹄二十个,白马蹄四两(酒浸一宿,熬)。上十七味,为末,蜜丸,每日空心酒下二十丸,日二,加之。”

◎ **土瓜根散**

土瓜根　芍药　桂枝　䗪虫各三分

上四味，为散，酒服方寸匕，日三服。

◎ **芎䓖汤**

芎䓖　干地黄　黄芪　芍药　吴茱萸　甘草各二两　当归　干姜[1]

上八味，㕮咀，以水一斗煮取三升，分三服。如月经后因有赤白不止者，除地黄、吴茱萸，加杜仲、人参各二两。

◎ **干姜枳实汤**

干姜　枳实　茯苓各半两　芍药　黄芩　桂心　炙草各一两

上七味，㕮咀，以水四升煮取二升，分服，相去炊顷。诸月经不调皆主之。

◎ **补心丸**

当归　防风　芎䓖　附子　细辛　半夏　桂心　大黄　厚朴　猪苓各一两　茯苓　远志各二两　芍药　甘草　蜀椒　干姜各一两

上十六味，为末，蜜丸桐子大，酒服五丸，日三。不知，加至十丸。

1 当归　干姜：《备急千金要方》作“当归、干姜各三两”。《备急千金要方》卷四《妇人方下·赤白带下崩中漏下第三》载：“芎䓖汤，治带下漏血不止方。芎䓖、干地黄、黄芪、芍药、吴茱萸、甘草各二两，当归、干姜各三两。上八味，㕮咀，以水一斗煮取三升，分三服。若月经后因有赤白不止者，除地黄、吴茱萸，加杜仲、人参各二两。”

◎ **续断阳起石汤**[1]

阳起石　炙草　干姜　人参　桂心　附子一两(炮)　灶心土五两　生地半斤　续断　赤石脂各三两

上十味,㕮咀,以水一斗煮取三升二合,分四服,日三夜一。

◎ **大黄阿胶汤**(原名甘草汤)

炙草　芍药　桂心各二两　大黄四两　阿胶三两

上五味,以东流水一斗煮取三升,绞去滓,内阿胶,烊,分三服。一服腹面即有颜色,一日一夜尽此三服,即下恶血,当时养如新产妇也。

◎ **五石乌头丸**[2]

钟乳(炼)　紫石英(煅)　石硫黄(研)　白石英　吴茱萸各二两　黄

---

1 本方组成中,阳起石、炙草、干姜、人参、桂心缺少剂量。可参《备急千金要方》《千金翼方》阳起石汤。《备急千金要方》卷四《妇人方下·月经不调第四》载:"阳起石汤,治月水不调,或前或后,或多或少,乍赤乍白方。阳起石、甘草、续断、干姜、人参、桂心各二两,附子一两,赤石脂三两,伏龙肝五两,生地黄一升。上十味,以水一斗煮取三升二合,分四服,日三夜一。"《千金翼方》卷八《妇人四·月水不利第二》载:"治妇人月水不调,或在月前,或在月后,或多或少,乍赤乍白,阳起石汤方:阳起石二两,附子一两(炮,去皮),伏龙肝五两,生地黄(切)一升,干姜、桂心、人参、甘草(炙)各二两,续断、赤石脂各三两。上一十味,㕮咀,以水一斗煮取三升二合。分四服,日三夜一服。"

2 本方组成中,茯苓、黄连、当归、紫菀、禹余粮、云母粉、炙草缺少剂量。可参《千金翼方》五石乌头丸。《千金翼方》卷二十二《飞炼·飞炼研煮五石及和草药服疗第二》载:"五石乌头丸,治男子五劳七伤诸积冷、十二风痹、骨节沉重、四肢不举、食饮减少、羸瘦骨立、面目焦黑、时时或腹内雷鸣、膀胱常满、或下青黄、经时不止,妇人产后恶血不尽、腹内坚强、诸劳少气、百病间发、或时阴肿、或即脱肛及下出疼痛方。钟乳(研炼)、紫石英(研炼)、白石英(研炼)、石硫黄(研)各二两半,黄芩、白蔹、白术各三分,矾石二两(烧),干地黄七分,芍药、附子(炮)各一两(去皮),乌头十五枚(炮,去皮),吴茱萸二两半,蜀椒(去目闭口者,汗)、人参、细辛、白石脂、赤石脂、山茱萸、天雄(炮,去皮)、芎䓖、麦门冬(去心)、前胡、半夏(洗)、龙骨、桂心各五分,远志十五枚(去心),茯苓、黄连、当归、紫菀、禹余粮、云母粉、甘草(炙)各一两半。上三十四味,捣筛为末,炼蜜和丸如梧子大,酒服十丸,日三。不知增之,可至二十丸,以心热为知力也。"

芩　白蔹　白术各三分　矾石二两(烧)　干地七分　芍药　附子各一两(炮)　蜀椒(去目)　人参　细辛　白石脂　赤石脂　山茱萸　天雄(炮)　芎䓖　麦冬(去心)　前胡　半夏　龙骨　桂心各五分　乌头(炮)　远志各一枚　茯苓　黄连　当归　紫菀　禹余粮　云母粉　炙草

上三十四味，捣筛为末，炼蜜和丸如桐子大，酒服十丸，日三。不知，增至二十丸，以心热为知力也。

◎　**芍药黄芪汤**[1]

芍药四分　黄芪三两　白芷　桂心　生姜　炙草　大枣十枚

上七味，㕮咀，以水酒各五升合煮取三升，去滓，空腹服一升，日三服。

◎　**桃核芍药汤**

桃仁半升(去皮尖)　芍药三两　芎䓖　当归　干漆(熬)　桂心　炙草各二两

上七味，㕮咀，以水八升煮取三升，分三服，服后相去一炊久再服。

◎　**独活汤**

当归　芍药　独活　桂心各三两　生姜　炙草各二两　大枣廿枚

上七味，㕮咀，以水八升煮取三升，去滓，分三服，相去如十里久再进。

◎　**磁石汤**[2]

磁石五两

上一味，捣筛为散，以醇酒服方寸匕，日三。以铁精、羊脂煎讫，涂患

1 本方组成中，白芷、桂心、生姜、炙草缺少剂量。可参《千金翼方》芍药黄芪汤。《千金翼方》卷六《妇人二·腹痛第六》载："芍药黄芪汤，治产后心腹痛方。芍药四分，黄芪三两，白芷、桂心、生姜、甘草(炙)各二两，大枣十枚(擘)。上七味，㕮咀，以酒并水各五升，合煮取三升，空腹服一升，日三服。(《千金》有人参、当归、芎䓖、地黄、茯苓，为十二味)"

2 磁石汤：据后文用法，当作"磁石散"。

上，炙熨之。

◎ **败酱汤**

败酱三两

以水四升、酒三升，微火煎之，取二升，食前温服七合，日三。

◎ **硫黄散**

硫黄　乌贼骨各半两　五味子三铢

上捣筛，以粉其上，良日再粉之。

◎ **诃梨勒丸**

诃梨勒　陈皮　厚朴各三两

为末，蜜丸梧子大，酒服二十丸，加至卅丸。

◎ **蛇床子散**

蛇床子仁

为末，以白粉少许合和如枣核大，绵裹，内之，自温。

虚烦头痛

妇人产后虚烦头痛，短气欲绝，心中烦乱不解，竹茹人参汤主之。

产后乍寒乍热，通身温状，心胸烦满，黄芩知母汤主之。

产后头痛身热，腹内拘急疼痛，寒热往来，晡时辄甚，微如疟状，芍药汤主之。

妊娠患疟，头痛壮热，心胸烦满，骨节疼痛，蜀漆[1]汤主之。

妊娠中风，寒热，腹中绞痛，不可针灸，鲫鱼散主之。

妊娠腹中满痛支心，不得饮食，白术芍药汤[2]主之。

妊娠心痛，羊脂煎主之。

妇人产后中风，发病卒口噤，吐沫，眩冒不知人，五石汤主之。

产后风虚头痛，壮热，见妄言，秦艽汤主之。

妊娠头痛，壮热心烦，呕吐，食不下，竹茹知母汤主之。

妊娠温病，头痛壮热，支节烦痛，升麻大青汤主之。

妊娠温病，四日至六日以来，续心腹胀满上气，食少，渴不止，腰疼身重者，枳实麦冬散[3]主之。服汤后，头痛壮热不歇，宜竹叶麻黄汤拭其身。得病七日以上，身热入脏，小便不利，安胎除热，葵子滑石汤主之。

妊娠有水气，身肿小便不利，洒淅恶寒，起即头眩者，葵子茯苓散主之。

妇人结气，胸胁满痛，小便赤黄，头重，七气丸主之。

---

1 漆：原作“膝”，据前文《妇人方目》及后文“蜀漆汤”改。

2 白术芍药汤：原作“白术芍药散”，据后文方名和服法改。

3 枳实麦冬散：原作“枳实麦冬汤”，据后文方名和服法改。

伤中里急，胸胁挛痛，欲呕血，时寒时热，小便赤黄，此以伤于房劳故也，泽兰汤主之。

妊娠溺血，猪脂发煎主之。

妊娠重下，痛引腰背，安胎止疼，秫米汤主之。

妊娠中恶，心腹痛，或卒动不安，或胎转冲心，或但腰痛，或下血不止，鸡子粥主之。

妇人卒不得小便，郁李仁汤主之。

妇人胞转，不得小便，鬼箭羽汤[1]主之。

妇人妊娠，卒不得小便，杏仁散主之。

妊娠小便难，或热痛寒痛足肿，地肤子饮[2]主之。

妊娠小便难，饮食如故，当归贝母苦参丸主之。

妊娠恶食，心中烦满，呕吐，橘皮麦门冬汤[3]主之。

妊娠为夫斫动，苦头痛，欲呕，心烦欲死，竹沥饮主之。

妇人胎动见血，腰腹痛，苎根汤主之。

胎动见血，腰痛，小便痛，小便不通，阴中肿疼，葱白汤主之。

阴中有虫，痒且痛，目肿身黄，思美食，欲得男子，鱼骨散主之。

阴疮蚀烂，狼牙汤[4]主之。

◎ **竹茹人参汤**(原名淡竹茹汤)

淡竹茹一升　麦冬(去心)　小麦各三合　大枣十四枚　生姜三两　炙草一两　人参一两

---

1 鬼箭羽汤：原作“鬼羽汤”，据前文《妇人方目》及后文方名改。

2 地肤子饮：原作“肤子饮”，据前文《妇人方目》及后文方名改。

3 橘皮麦门冬汤：原作“橘皮麦冬汤”，据前文《妇人方目》及后文方名改。

4 狼牙汤：原作“狼牙散”，据前文《妇人方目》及后文方名改。

上七味，以水八升煮竹茹、小麦减一升，去滓，乃内诸药，更煮取二升，分二服，羸人分三服。如无人参，内茯苓两半。如气逆者，加半夏一两(洗，去滑)。

◎ **黄芩知母汤**(原名知母汤)

知母三两　黄芩　芍药各三两　桂心　甘草各一两

上五味，㕮咀，以水五升煮取二升五合，分三服。

◎ **芍药汤**

芍药　干地　蚖粉各五两　桂心

上四味，㕮咀，以水一斗煮取二升半，去滓，分三服，日三。亦治腹中拘急痛。如通身发热，加黄芩三两。

◎ **蜀漆汤**

蜀漆叶　黄芩　桂心　炙草各一两　生地一斤　黄芪　知母各三两　芍药二两

上八味，㕮咀，以水一斗先煮生地，取七升，去滓，下诸药，取一升五合，分三服。治热。

◎ **鲫鱼散**[1]

鲫鱼一尾

烧灰，捣末，酒服方寸匕，取汗。

◎ **白术芍药汤**

白术六两　芍药四两　黄芩三两

上三味，㕮咀，以水六升煮取三升，分三服，半日服尽，微下水，令易生，月饮一剂。

---

1 鲫鱼散：原作“鲫鱼汤”，据前文“妊娠中风，寒热，腹中绞痛，不可针灸，鲫鱼散主之”及后文服法改。

◎ **羊脂煎**

白蜜三两　羊脂八两　青竹茹一升

上三味，合煎食，顿服如枣核大三枚，日三。

◎ **五石汤**[1]

紫石英三两　石钟乳　赤石脂　石膏　白石英　牡蛎　人参　黄芩　白术　甘草　苦蒌根　芎䓖　桂心　防己　当归　干姜各一两　独活三两　葛根

上十八味，末五石，㕮咀诸药，以水一斗四升煮取三升半，分五服，日三夜二。一[2]方有滑石、寒水石各一两，枣廿枚。

◎ **秦艽汤**

鹿肉三斤　芍药　独活　黄芪　黄芩　秦艽各三两　干地黄　芎䓖　桂心各二两　阿胶　甘草各一两　人参　茯神各四两　生姜六两　半夏一升(洗)

上十五味，㕮咀，以水二斗煮肉得一斗二升，去肉，内药，煎取三升，去滓，内胶，令烊，分四服，日三夜一。

◎ **竹茹知母汤**

知母四两　粳米五合　生芦根一升　青竹茹三两

以水五升煮取二升半，稍稍饮之尽，更作，瘥止。

---

1 本方组成中，葛根缺少剂量。可参《备急千金要方》五石汤。《备急千金要方》卷三《妇人方中·中风第三》载："五石汤，主产后卒中风，发疾口噤，倒闷吐沫，瘛疭，眩冒不知人，及湿痹缓弱，身体痓，妊娠百病方。白石英、钟乳、赤石脂、石膏各二两，紫石英三两，牡蛎、人参、黄芩、白术、甘草、栝楼根、芎䓖、桂心、防己、当归、干姜各二两，独活三两，葛根四两。上十八味，末五石，㕮咀诸药，以水一斗四升煮取三升半，分五服，日三夜二。一方有滑石、寒水石各二两，枣二十枚。"

2 一：原无，据《备急千金要方》补。

◎ **升麻大青汤**

升麻　栀子各四两　大青　杏仁(去皮尖)　黄芩各三两　葱白一升

上六味，㕮咀，以水六升煮取三升，分三服。

◎ **枳实麦冬散**(原名枳实散)

枳实一两(炒黄)　麦冬　陈橘皮三分(去白，焙)

上为粗末，每三钱，以水一盏，入姜汁半分、葱七寸，煎至六分，温服。

◎ **竹叶麻黄汤**

竹叶一升　麻黄半斤　石膏三升

上三味，以水五升煮取一升，去滓，冷用，拭身体，又以故布揜头面，胸心燥则易之。患疟，加恒山五两。

◎ **葵子滑石汤**(原名葵子汤)

葵子二升　滑石四两(碎)

以水五升煮取一升，尽服，须臾下便愈。

◎ **葵子茯苓散**[1]

葵子一升　茯苓

上杵为散，饮服方寸匕，日三服。小便利则愈。

◎ **七气丸**

葶苈(熬)　硝石　半夏各一两(洗)　元参　人参　苦参　麦冬　黄芩　干姜　芎䓖　远志(去心)　大黄　瞿麦各两半

上为末，炼蜜丸如桐子大，酒服六丸，日一服。亦理呕逆，破积聚。

---

1 本方组成中，茯苓缺少剂量。可参《金匮要略》葵子茯苓散。《金匮要略·妇人妊娠病脉证并治》载："妊娠有水气，身重，小便不利，洒淅恶寒，起则头眩，葵子茯苓散主之。葵子茯苓散方：葵子一斤，茯苓三两。上二味，杵为散，饮服方寸匕，日三服，小便利则愈。"

◎ **泽兰汤**

泽兰　糖各一升　桂心　桑白皮　人参各二两　远志　生姜五两　麻仁一升

上八味，㕮咀，以醇酒一斗五升煮取七升，去滓，内糖，食前服一升，日三夜一。勿劳动。

◎ **猪膏发煎**

猪膏半斤　乱发（如鸡子大）三枚

上二味，和膏中煎之，发消药成，分再服，病从小便去。

◎ **秫米汤**

当归　阿胶　干地黄　黄连　芍药各一两　鸡子一枚　秫米一升

上七味，以水七升搅[1]鸡子令相得，煮秫米令如蟹目沸，去滓，内诸药，煮取三升，分四服。忌芜荑。

◎ **鸡子粥**

生鸡子二枚

上一味，破著杯中，以糯米粉和如粥，顿服之。亦治妊娠卒动不安，或但腰痛，或转抢心，或下血不止。

◎ **郁李仁汤**

郁李仁二十枚

上熬末服之。

◎ **鬼箭羽汤**

石韦一两　葵子　通草　甘草各二两　鬼箭羽三两　滑石四两　榆

---

1 搅：原作“揽”，文义不属，据《外台秘要》改。《外台秘要》卷三十三《妇人上·妊娠胎动方九首》载：“《小品》疗妊娠重下，痛引腰背，安胎止痛汤方。当归、阿胶（炙）、干地黄、黄连、芍药各一两，鸡子一枚，秫米一升。上七味，切，以水七升搅鸡子令相得，煮秫米令如蟹目沸，去滓，内诸药，煮取三升，分四服。忌芜荑。”

白皮一升

上七味,㕮咀,以水一斗煮取三升,分三服。

◎ 杏仁散

杏仁二十枚(去皮尖,熬金黄色)

上一味,捣如大豆许七枚,服之立得利。

◎ 地肤子饮

地肤子三两

上以水四升煮取二升半,分三服,日二夜一。

◎ 当归贝母苦参丸

当归　贝母　苦参各四两

上三味,为末,蜜丸如小豆大,饮服三丸,加至十丸。

◎ 橘皮麦门冬汤

青竹茹　麦冬各三两　前胡二两　橘皮一两(炙黄)　芦根一握

上五味,切,以水二大升煮取半大升,去滓,分再服,食后服。无麦冬,以小麦三合煮熟。四肢烦蒸者,加地骨皮。(医人夏侯极录)

◎ 竹沥饮

取淡竹,断两头节,火烧中央,器成,两头取汁饮之。

◎ 苎根汤

苎根　干地黄各二两　当归　芍药　阿胶　炙草各一两

以水六升煮取二升,去滓,内胶,烊,分三服。忌海藻、菘菜[1]、芜荑。

◎ 葱白汤

葱白一斤(切)　蒲黄　当归各一两　吴茱萸　阿胶各一两

以水九升煮取二升半,去滓,内胶,令烊,分三服。

---

1 菜:原作“采”。

◎ **鱼骨散**

生鲤鱼一尾(长一尺,去头肉,取骨)

上杵为散,熬黄,黑猪脂和,以囊盛,内阴中。

◎ **狼牙汤**

狼牙三两

上以水四升熬取半升,以绵缠箸如茧,沥阴中,日四遍。

中风

妇人产后中风，头面手背通满，生姜独活汤主之。

产后中风，流肿，鸡羽汤主之。

妊娠身肿有水气，心腹急满，杏仁旋覆花汤主之。

妊娠水气，手足挛急，商陆饮主之。

妇人短气虚羸，遍身浮肿，皮肤急者，麝香散主之。

妇人七伤，身体疼痛，小腹急满，面目黄黑，不能饮食，羸瘦不生肌肤，黄芪汤主之。

五劳虚极羸瘦，腹满不能饮食，内有干血，肌肤甲错，两目黯黑，缓中补虚，大黄䗪虫丸主之。

妇人妊娠十月温病，壮热，面正赤，目脉赤，赤斑变黑者，升麻大青汤主之。

胎死腹中，真珠汤主之。

胎死腹中，干燥着背，葵子阿胶汤主之。

妊娠胎死腹中，及儿生，胎衣不出，腹中引腰背痛，半夏白蔹散主之。

妊娠两儿，一儿生，一儿死，令死者出、生者安，蟹爪汤主之。

妊娠养胎，白术散主之。

妊娠未足月而胎死，而母气欲绝，鸡子蒲黄汤主之。

妊娠六月，胎不安常处，厚朴旋覆花汤主之。

妊娠二三月，至七八月，顿仆失踞，胎动不安，腰腹痛欲死，艾叶汤主之。

妊娠八九月，胎动不安，面目青，冷汗出，气欲绝，钩藤汤主之。

产后欲令肥白，饮食平调，地黄羊脂煎主之。

妊娠产难，或半生，或胎衣不下，或儿死腹中，或着脊背，及坐草数日不产，血气上冲心，母面无颜色，气欲绝者，白蜜膏主之。

妊娠常服，令胎易出，无疾苦，当归散主之。

妊娠卒下血，葵根散主之。

妊娠卒惊奔走，或从高坠下，暴下血数升，马通汤主之。

妊娠忽暴下血数升，胎燥不动，榆皮汤主之。

妊娠坠胎，下血不止，丹参汤[1]主之。

妊娠伤于丈夫，胎奔上冲心者，血从口中出，旋覆花汤主之。

妇人伤于丈夫，四体沉重，呕吸头痛，葱白汤[2]主之。

妇人交接出血，灶心土散主之。

童女交接血出，淋漓不止，烧茧散主之。

妇人阴阳过度，阴疼痛者，茯蓉汤主之。

阴阳合，辄痛不可忍，黄连牛膝汤主之。

嫁痛，乌贼散主之。

产后儿枕空虚，小便绞痛，栀蜜汤主之。

产后三日，或四日、五日，腹中绞痛，时满急，气息不通，细辛地黄汤主之。

产后一月内疮痍未瘥，而合阴阳，或起早作劳，衣席单薄，寒从下入，积聚作病，心腹疼痛，四肢并恶者，蜀椒丸主之。

---

1 丹参汤：原作“丹皮汤”，据前文《妇人方目》及后文方名改。

2 葱白汤：后文未列方药组成和煎服法。可参《备急千金要方》卷三《妇人方中·杂治第八》载：“治女人伤于丈夫，四体沉重，嘘吸头痛方。生地黄八两，芍药五两，香豉一升，葱白一升，生姜四两，甘草二两。上六味，㕮咀，以水七升煮取二升半，分三服。不差重作，慎房事。(《集验方》无生姜、甘草)”

产后阴闭，胸胁满痛，身体寒冷，积年不瘥，紫菀丸主之。

◎ **生姜独活汤**

大豆三升　白术八两　附子三两　独活三两　生姜八两

上五味，先煮大豆，以水六升煮取升半，去豆，澄清，更煎取一升，内药，添水，煎取五升，内酒五升，更煎[1]取五升，去滓，分五服，日三夜二。

◎ **鸡羽汤**

盐五升（熬，令赤）　鸡毛一把（烧灰）

上以水一石熬盐作汤，内鸡毛灰着汤中，适冷暖以浴。又浴妇人阴冷肿痛。凡风肿向欲裂者，以此汤浴。

◎ **杏仁旋覆花汤**

茯苓　白术各四两　旋覆花二两　杏仁（去皮尖）　黄芩各三两

以水七升煮取二升半，分二服。忌桃、李、雀肉、酢。

◎ **商陆饮**

商陆一斤（切）　赤小豆五升　泽漆一斤

以水三斗煮，常稍稍饮之，尽更作。

◎ **麝香散**

麝香三铢　雄黄六铢　芫花　甘遂各三分

上捣筛，水酒服钱五，老少以意增减。亦可为丸，强者服十丸。

◎ **黄芪汤**

黄芪　当归　芍药　干地黄　半夏各二两　茯苓　人参　桂枝　远志　麦冬　甘草　五味子　白术　泽泻各二两　干姜四两　大枣三十枚

上十六味，㕮咀，以水一斗煮取三升，一服五合，日三夜一。

1 煎：原作“前”，据文义改。

◎ **大黄䗪虫丸**

大黄十两(蒸) 黄芩二两 甘草三两 桃仁一升 杏仁一升 芍药四两 干地黄十两 干漆一两 虻虫一升 水蛭百枚 蛴螬一升 䗪虫半升

上为末,炼蜜和丸小豆大,酒饮服五丸,日三服。

◎ **升麻大青汤**

升麻 栀子各四两 大青 杏仁(去皮尖) 黄芩各三两 葱白一升

上六味,㕮咀,以水六升煮取升半,分三服。

◎ **真珠汤**

熟珍珠一两 榆白皮一升(切)

上以苦酒三升煮取一升,顿服之。

◎ **葵子阿胶汤**

葵子一升 阿胶五两

上以水五升煮取二升,顿服之,未出,再服。

◎ **半夏白蔹散**

半夏二两 白蔹二两

上捣筛为末,每服方寸匕,产难一服,横产二服,倒产三服,子死四服。亦可加代赭石、瞿麦各[1]二两。

◎ **蟹爪汤**

蟹爪一升 甘草 桂心各二尺 阿胶二两

---

1 各:原无,据《备急千金要方》改。《备急千金要方》卷二《妇人方上·胞胎不出第八》载:“治产难,胞衣不出横倒者,及儿死腹中,母气欲绝方:半夏、白蔹各二两。上二味,治下筛,服方寸匕,小难一服,横生二服,倒生三服,儿死四服。亦可加代赭、瞿麦各二两为佳。”

上以东流水一斗煮取三升，去滓，内胶，烊尽，为一服佳。不能食者，顿再服。如口噤不能饮者，格口灌之。

◎ **白术散**

白术　川芎　蜀椒各三分（去汗）　牡蛎

上杵为散，酒服一钱匕，日三夜一。但苦痛，加芍药。心下毒痛，倍川芎。心烦吐痛，不能饮食，加细辛一两半、半夏（大者）二十枚。服后更以醋酱水服之。如呕者，以醋酱水止之。复不解者，以小麦粥汁服之；已后渴者，大麦粥服之。虽愈，服之毋置。

◎ **鸡子蒲黄汤**

甘草一尺　箘桂四寸　鸡子一枚　蒲黄二合　香头二升

以水六升煮取一升，顿服之。

◎ **厚朴旋覆花汤**（原名旋覆花汤）

旋覆花一两　半夏　芍药　生姜各二两　枳实　厚朴　白术　黄芩　茯苓各三两

上九味，㕮咀，以水一斗[1]煮取二升，分五服，日三夜二，先食服。

◎ **艾叶汤**[2]

艾叶　阿胶　芎䓖　芍药　甘草　当归各二两　干地黄四两

上㕮咀，以水五升、好酒三升合煮取三升，去滓，内胶，更火上令消尽，分三服，日三。不瘥，更作。

◎ **钩藤汤**[3]

钩藤　当归　茯神　人参各一两　苦梗两半　桑寄生半两

---

1 斗：原作“升”，据文义改。

2 艾叶汤：原作“阿胶艾叶汤”，据前文《妇人方目》及条文“妊娠二三月，至七八月，顿仆失踞，胎动不安，腰腹痛欲死，艾叶汤主之”改。

3 钩藤汤：据后文煎服法，当作“钩藤散”。

上为粗末，每以五钱、水二盏煎一盏，去滓，温服。如烦热，加石膏二两半。临产月，加桂心一两。

◎ **地黄羊脂煎**

生地汁一斗　生姜汁三升　白蜜五升　羊脂二升

上四味，先煮生地，令得，次内羊脂，令减半，内姜汁，复煎，合蜜着铜器中，煎如饴，取鸡子大一块，投热酒中服之，日三。

◎ **白蜜膏**

醇酒二升　白蜜一升　成煎猪膏一升

上三味，合，煎取二升，分再服，不能再服，可随所能服之。治产后恶血不除，上抢心痛烦急者，以地黄汁代醇酒。

◎ **当归散**

当归　黄芩　芎劳各一升　芍药一升　白术半斤

上杵为散，酒饮服方寸匕，日再服。妊娠常[1]服即易产，胎[2]无疾苦，产后百病悉主之。

◎ **葵根散**

取葵根茎，烧灰，以酒服方寸匕，日三。

◎ **马通汤**

马通汁一升　干地黄　阿胶各四两　当归　艾叶各三两

以水五升煮取一升半，去滓，内马通汁及胶，令烊，分三服。不瘥，更作。

◎ **榆皮汤**

当归　生姜各二两　榆白皮三两　干地黄四两　葵子一升

1 常：原作“当”，据《金匮要略》“当归散”煎服法而改。
2 胎：原作“饴”，据《金匮要略》“当归散”煎服法而改。

以水五升煮取二升半，分三服。不瘥，更作。

◎ **丹参汤**

丹参十二两

上一味，㕮咀，以清酒五升煮取三升，分三服，日三。

◎ **旋覆花汤**

旋覆花三两　葱十四茎　新绛少许

上三味，以水三升煮取一升，顿服之。[1]

◎ **灶心土散**

桂心　灶心土各二两

为末，酒服方寸匕。

◎ **烧茧散**

以茧絮烧灰敷之。

◎ **茯蓉汤**

白玉二两　白术　当归各五两　泽泻　苁蓉各二两

上㕮咀，以水五升煮取四升，去玉，内药，煎取二升，分服。

◎ **黄连牛膝汤**

黄连两半　牛膝　甘草各一两

上三味，㕮咀，以水四升煮取二升，洗，日四度。

◎ **乌贼散**[2]

取乌贼骨，烧为屑，酒服方寸匕，日三。

---

1 上三味，以水三升煮取一升，顿服之：原无，据《金匮要略》"旋覆花汤"煎服法而补。

2 乌贼散：原作"乌贼骨散"，据前文《妇人方目》及条文"嫁痛，乌贼散主之"改。

◎ **栀蜜汤**

栀子三十枚 当归 芍药各三两 蜜五合 生姜五两 羊脂一两

先以水一斗煮栀子取六升,内诸药,煮取二升,分三服,日三。

◎ **细辛地黄汤**

生地五两 生姜三两 大黄 细辛 炙草 桂心 黄芩 茯苓 芍药 当归各两半 大枣二十枚

上十一味,吹咀,以水八升煮取二升半,分三服,日三。忌生冷。

◎ **蜀椒丸**

赤石脂 半夏各一两六铢 干姜 蜀椒 吴茱萸 当归 桂心 丹参 白蔹 防风各一两 漏芦半两

上为末,蜜丸梧子大,每日空心酒服十丸。不知,渐加,以知为度。

◎ **紫菀丸**

防风两半 桔梗三十铢 人参一两 菖蒲 半夏 丹参 厚朴 干姜 紫菀 杜衡各六铢 秦艽 白蔹 牛膝 沙参各半两

上为末,白蜜丸如小豆大,食后服十五丸,日三。不知,加至二十丸,有妊止。

草蓐

妇人在草蓐，自发露得风，四肢苦烦热头痛者，小柴胡汤[1]主之。

头不痛但烦者，黄芩苦参汤主之。

在草蓐中风，目赤口噤，背强不能转动，名曰风痉，葛根地黄汤主之。

◎ **黄芩苦参汤方**（原名三物黄芩汤）

黄芩一两　苦参二两　干地黄四两

上三味，以水六升煮取二升，温服一升，多吐下虫。

◎ **葛根地黄汤**（原名甘草汤）

炙草　干地　麦冬（去心）　麻黄各二两（去节）　前胡　黄芩　苦蒌根　芎䓖各三两　葛根半斤　杏仁五十枚（去皮尖）

上十味，以水一斗五升、酒一合煮葛根，取八升，去滓，内诸药，煮取二升，分再服。不瘥，更作。

1 小柴胡汤：后文未列方药组成和煎服法。

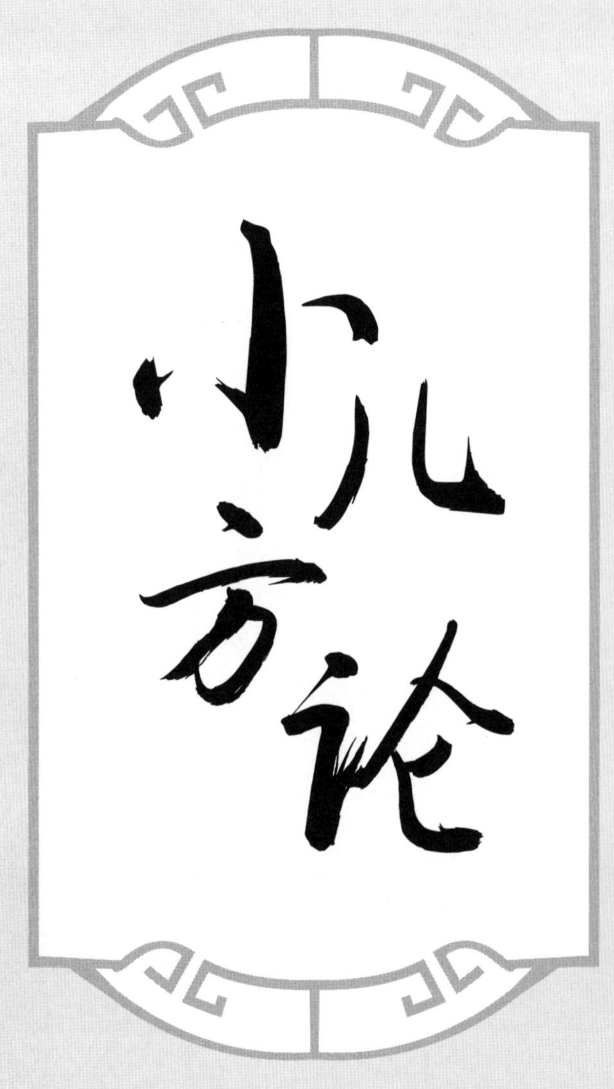

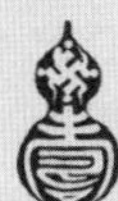

清·黄元御　撰

清·夏侯极　精抄

《小儿方论》症目（附老人风热）

初生

十日至五十日

百日及过百日

二百日至一岁

二岁至三岁

小儿风热

老人风热

小儿方目

耆婆丸方

猪乳煎方

鸡矢白煎方

铅丹膏方

龙胆汤方

升麻石膏汤方

榆皮膏方

牛膝甘草汤方

土瓜汁方

当归吴茱萸丸[1]方

蒲黄散方

酒粉方

猥鼠矢粉方

竹沥牛黄汤方

零陵香膏方

通草散方

大黄干姜汤方

桂枝五味子汤方

龙角丸方

牛黄丸方

牡蛎浆方

钩藤蛇脱[2]汤方

马齿矾丸方

雷丸摩膏方

1 丸：原作“汤”，据正文改。

2 蛇脱：即蛇蜕。

黑散丸[1]方

紫丸方

人参紫石英汤方

檀香散方

牛黄龙齿散方

枣叶汤方

茅根汤方

芫花丸[2]方

半夏丸方

紫菀桔梗汤方

紫菀款冬花丸[3]方

紫菀麻黄汤方

黄芩麻黄汤方

紫菀五味子汤方

大黄桂枝汤方

硝石五味子汤方

地黄桂枝汤方

硝石桂枝汤方

蒲黄硝石汤方

防风连翘丸方

柳枝汤方

李根汤方

黍[4]米汤方

升麻白薇汤方

麻黄五痫汤方

黄芩竹叶汤方

芒硝紫丸方

地肤子汤方

甘遂紫丸方

调中汤方

藿香汤方

赤汤方

雷丸汤方

栀子桂枝汤方

龙骨煎方

生姜煎方

豆蔻煎方

橘皮厚朴汤方

生姜人参汤方

甘草石盐汤方

---

1 丸：原无，据正文补。

2 丸：原作“汤”，据正文改。

3 花丸：原作“汤”，据正文改。

4 黍：原作“秫”，据正文改。

乌豆生姜汤方
黄芩麦门冬汤方
八物龙骨散方
结肠丸方
茯苓干姜汤方
榉皮汤方
干姜黄连散[1]方
莨菪子导药方
鸡子饼方
生金牛黄汤方
茵芋丸方
水银丸方
紫石散方
麝香饮方
伏翼散方
白鲜皮汤方
犀[2]角地榆汤方
茜[3]根吴蓝汤方
薤白汤方
猬皮丸方
墨石子汤方[4]
蛮姜[5]汤方
黄连麝香散方
葶苈散方
水银膏方
益脑散方
半夏乌头汤方
人参鳖甲丸[6]方
人参苦蒌根汤方
诃梨勒汤方
枳实汤方
防葵汤方
牛黄鳖甲丸方
腊猪膏方
射干汤方
巴豆浴方
发灰膏方
竹沥羚羊角汤方

1 散：原作“汤”，据正文改。
2 犀：原作“牛”，据正文改。
3 茜：原作“益”，据正文改。
4 墨石子汤方：正文作“黑石子丸方”。
5 蛮姜：即高良姜。
6 丸：原作“汤”，据正文改。

1 大草乌头丸方：原无，据正文及前后文例补。
2 更生散方：原无，据正文及前后文例补。

目　录[1]

1 此目录原无，据正文整理而成。

二岁至三岁......114

初生

小儿蓐内目赤，胎中挟风，面赤身热，背强反张者，为难治，耆婆丸主之。

口噤，赤者心噤，猪乳煎主之；白者肺噤，鸡矢白煎主之。

目赤及翳，铅丹膏主之。

小儿出腹，胎中宿热，血脉盛实，四肢惊掣，发热吐哯者，龙胆汤主之。

三日小儿，头面疮起，身体大热，升麻石膏汤主之。

小儿身体头面悉生疮，榆皮膏主之。

半身皆红赤，渐渐引长者，牛膝甘草汤主之。

小儿黄，土瓜汁主之。

小儿胎寒，嗯啼身冷，面青，腹中痛，舌上黑，口涎下者，当归吴茱萸丸[1]主之。

小儿重舌，口生疮，涎出至多，蒲黄散主之。

小儿卒皮肤青黑，酒粉主之，灸脐上下左右及鸠尾下。

小儿忽患腹痛，夭矫汗出，名曰胎寒。小儿腹中绞痛，夭矫啼呼，面青黑者，此浴儿时脐中中水之过也，与灸脐中。至七日，脐欲落者，猳鼠矢粉主之。

小儿三日至七日以来，壮热[2]面赤，鼻窍黑，吮乳不安，恐作风痫，竹沥

---

1 丸：原作“汤”，据后文方名和服法改。

2 热：此后原有“热”字，衍文，故删。

牛黄汤[1]主之。

小儿鼻塞不通，吮乳不得，零陵香膏主之。

小儿鼻塞，生瘜肉，通草散[2]主之。

小儿风痫，积聚腹痛，夭矫者，大黄干姜汤主之。

小儿夜啼不安，此为腹痛，故至夜辄剧，桂枝五味子汤主之。

小儿五惊夜啼，龙角丸主之。

小儿因宿乳不消，腹痛惊啼，牛黄丸主之。

小儿暴惊啼绝，牡蛎浆主之。

未满月及出月儿，壮热发痫，钩藤蛇脱汤主之。

小儿惊痫，腹胀，不嗜食，大便青黑，马齿矾丸主之。

或中大风，手足惊掣，雷丸摩膏主之。

小儿变蒸身热，违日数不歇，黑散丸主之。

小儿变蒸之时，有热微惊，慎不可灸刺，若良久热不可已，紫丸主之。

小儿连壮热，实滞不去，热寒往来，微惊悸者，人参紫石英汤主之。

小儿天行头痛壮热，檀香散主之。

小儿天行壮热，惊悸，牛黄龙齿散主之。

小儿天行，五日以后，壮热不歇，枣叶汤主之。

小儿天行，壮热咳嗽，心腹胀满，茅根汤主之。

小儿心下生痞，痰饮结聚，腹大胀满，身体壮热，不欲哺乳，芫花丸主之。

小儿暴腹满欲死，半夏丸主之。

1 汤：原无，据前文《小儿方目》及后文方名补。

2 散：原作“汤”，据前文《小儿方目》及后文方名改。

◎ 耆婆丸[1]方

牛黄　麝香　犀角　雄黄　朱砂　禹余粮　人参　肉桂　黄芩　茯苓　干姜　细辛　紫菀　蒲黄　蜀椒　葶苈　当归　芎䓖　白芍　前胡[2]　甘遂　巴豆　大戟各一两　石蜥蜴一寸　芫花六铢　芫青　蜈蚣三节

上二十七味，牛黄、麝、犀、朱、雄、禹粮、巴别研，余药合捣筛，以白蜜和，更捣三千杵，丸小豆大。每服二丸或三丸，不瘥更服。小儿服如黍米二丸。鼻病塞鼻，耳病塞耳，绵裹如枣核大。痔瘘瘰疬，猪脂及醋和敷。蜂蝎蛇虺毒螫伤，纳患处。

◎ 猪乳煎方

驴乳　猪乳各二升

上二味，合，煎得一升五合，服如杏仁许，三四服。

◎ 鸡矢白煎方

鸡矢白(枣核大)

上一味，以棉裹，水一合煎二沸，分再服。

---

1 本方组成中，芫青缺少剂量。可参《备急千金要方》耆婆万病丸(方中芫青六枚)。《备急千金要方》卷十二《胆腑·万病丸散第七》载："耆婆万病丸……此药以三丸为一剂，服药不过三剂，万病悉除，说无穷尽，故称万病丸；以其牛黄为主，故一名牛黄丸；以耆婆良医，故名耆婆丸方。牛黄、麝香、犀角(一方云一铢，今各一分)，朱砂、雄黄、黄连、禹余粮、大戟、芫花、芫青六枚、人参、石蜥蜴一寸、茯苓、干姜、桂心、当归、芎䓖、芍药、甘遂、黄芩、桑白皮、蜀椒、细辛、桔梗、巴豆、前胡、紫菀、蒲黄、葶苈、防风各一分，蜈蚣三节。上三十一味(崔氏无黄芩、桑白皮、桔梗、防风，为二十七味)，并令精细，牛黄、麝香、犀角、朱砂、雄黄、禹余粮、巴豆别研，余者合捣，重绢下之，以白蜜和，更捣三千杵，密封之。……"

2 前胡：原作"前"，据《备急千金要方》"耆婆万病丸"改。

◎ **龙胆汤方**

胆草　钩藤皮　柴胡　黄芩　桔梗　芍药　茯苓　甘草各六铢　蜣螂二枚　大黄一两

上十味，㕮咀，以水一升煮取五合为一剂，服之如后节度。药有虚实，虚药如足数合水。儿生一日至七日，分一合为三服，儿生八日至十五日，分一合半为三服，儿生十六日至二十日，分二合为三服。儿生二十日至三十日，分三合为三服。儿生三十日至四十日，以五合分三服。皆得下即止，勿再服。

◎ **铅丹膏方**

贼鱼膏　铅丹等分

上二味，合，研细，和白蜜如泥，蒸之半食久，冷，着眼[1]四眦。

◎ **升麻石膏汤方**

升麻　柴胡　石膏各一两　大黄　甘草　当归各二两

上六味，切，以水三斗煮取一斗，去滓，以浴小儿疮上，讫服黄连散。

◎ **榆皮膏方**

上以榆白皮，捣烂如泥，封之，频易。

◎ **牛膝甘草汤方**

牛膝　甘草

上二味，㕮咀，合得五升，水八升煮三沸，去滓，和灶心土末傅之。

◎ **土[2]瓜汁方**

上捣土瓜根，汁澄清，滴儿鼻中如大豆许，日服三合。

---

1 眼：原作“服”，据《备急千金要方》改。《备急千金要方》卷六上《七窍病上·目病第一》载：“治目赤及翳方。乌贼骨、铅丹（大小等分）。上二味合研细，和白蜜如泥蒸之，半食久，冷，着眼四眦，日一。”

2 土：原作“木”。

◎ **当归吴茱萸丸[1]方**

当归　狼毒各九铢　吴茱萸半两　细辛　干姜　附子各十八铢　巴豆　香豉七合

上八味，捣七种下筛，称药末[2]令足，研巴如膏，稍稍内末，捣令相得，蜜合，桑杯盛，蒸五升米饭下出捣一千杵。一月儿，服如黍米一丸，日一夜二。不知稍加，以知为度。亦治水癖。

◎ **蒲黄散方**

上以蒲黄敷舌上，不过三度愈。

◎ **酒粉[3]方**

上以酒和胡粉傅[4]上，若不急治，须臾便死。又灸脐上下左右去脐半寸，并鸠尾骨下一寸，凡五处，各三壮。

◎ **猳鼠矢粉方**

雄鼠矢七粒　干姜（枣核大）　胡粉三分　麝香少许　绯绵灰

上五味，捣研为粉，看脐欲落不落，即取药以傅之。干姜恐痛，不着亦得。

---

1 本方组成中，巴豆缺少剂量。可参《备急千金要方》当归丸（比"当归吴茱萸丸"多一味蜀椒）。《备急千金要方》卷五下《少小婴孺方下·癖结胀满第七》载："治小儿胎寒嗢啼，腹中痛，舌上黑，青涎下，当归丸，一名黑丸方。当归九铢，吴茱萸（一作杏仁）、蜀椒各半两，细辛、干姜、附子各十八铢，狼毒九铢，豉七合，巴豆十枚。上九味，捣七种下筛，秤药末令足，研巴豆如膏，稍稍内末，捣令相得，蜜和，桑杯盛，蒸五升米饭下出捣一千杵。一月儿服如黍米一丸，日一夜二。不知稍加，以知为度。亦治水癖。"

2 末：原作"未"，据《备急千金要方》改。

3 酒粉：原作"粉酒"，据前文《小儿方目》和条文"小儿卒皮肤青黑，酒粉主之"改。

4 傅：原无，据《备急千金要方》补。《备急千金要方》卷五下《少小婴孺方下·痈疽瘰疬第八》载："治小儿卒腹皮青黑方。以酒和胡粉傅上，若不急治，须臾便死。"

◎ **竹沥牛黄汤方**

上烧竹取沥半合，和少许牛黄，与吃即差。又以猪肉拭口即引虫出，或自消。

◎ **零陵香膏方**

醍醐三合　青木香　零陵香各四分

上三味，合，煎成膏，取少许撚[1]为丸，塞鼻中或涂头上。

◎ **通草散方**

通草　细辛各一两

上二味，为末，以棉缠如枣核大，药着棉头，内鼻孔中。

◎ **大黄干姜汤方**（原名大黄汤）

大黄　人参　细辛　干姜　当归　甘皮各三铢

上六味，㕮咀，以水一升煮取四合，服如枣核许，日三服。

◎ **桂枝五味子汤方**（原名五味子汤）

五味子　当归　芍药　白术各四两　炙草　桂心各二两

上六味，切，以水一升煮取五合，分服之，增减量之。

◎ **龙角丸[2]方**

龙角　黄芩　大黄各二分　丹皮　蚱蝉　牛黄（小豆大）五粒

上六味，捣筛，蜜和如麻子[3]，少小以意增减之。

---

1 撚（niǎn）：揉搓；搓捻。

2 本方组成中，丹皮、蚱蝉缺少剂量。可参《外台秘要》龙角丸。《外台秘要》卷三十五《小儿诸疾上·小儿惊夜啼方七首》载："《广济》疗小儿五惊夜啼，龙角丸方。龙角、黄芩、大黄各二分，牡丹皮一分，蚱蝉一枚（炙），牛黄（小豆大）五枚。上六味，捣筛，蜜和丸如麻子，少小以意增减之，甚良。（《千金》牡丹作牡蛎，崔氏名五惊丸）"

3 子：原无，据《外台秘要》补。

◎ **牛黄丸方**

牛黄三铢　附子二枚　真珠　巴豆　杏仁各一两

上五味，捣真珠、附子为末，别研巴豆、杏仁如泥，内药及牛黄，捣一千二百杵，若干，入蜜少许，药成。百日儿服如粟一丸，三岁儿服如麻子一丸，五六岁服如胡豆大一丸，日二。先乳哺，后服之，膈上下蒸，当微转药丸，出者病愈，散者更服。

◎ **牡蛎浆方**（原名千金汤）

蜀椒　左顾牡蛎各六铢（碎）

上二味，以酢浆水一升煮取五合，每服一合。

◎ **钩藤蛇脱汤[1]方**（原名钩藤汤）

钩藤一分　蚱蝉一枚（去翅）　柴胡　石膏二分（碎）　升麻　黄芩各二两　蛇皮二寸（炙）　炙草　大黄各三两　竹沥

上十味，切，以水一升煮取三合半，和竹沥服一合，得利，见汤色出停，后服至五十日、六十日。儿一服一合。乳母忌海藻、菘菜。

◎ **马齿矾丸方**

马齿矾一斤（烧半日）

上一味，为末，以枣膏和丸。大人服梧子大二丸，日三服；小儿以意减之。以腹内温为度。

---

1 本方组成中，柴胡、竹沥缺少剂量。可参《外台秘要》钩藤汤。《外台秘要》卷三十五《小儿诸疾上·小儿将息衣裳厚薄致生诸痫及诸疾方并灸法二十八首》载："又疗未满月及出月儿壮热发痫，钩藤汤方。钩藤一分，蚱蝉一枚（去翅），柴胡、升麻、黄芩各二分，蛇脱皮二寸（炙），甘草（炙）、大黄各二分，竹沥三合，石膏三分（碎）。上十味，切，以水一升煮取三合半，和竹沥服一合，得利，见汤色出停，后服至五十、六十日。儿一服一合，乳母忌海藻，菘菜等。（崔氏云：若连发不醒，加麻黄一分，去节）"

◎ **雷丸摩膏方**(原名五物甘草生摩膏)

甘草　防风各一两　白术　桔梗　雷丸各二两半

上五味,切,以水中水猪脂一斤,煎取成膏,合诸药,于微火煎之,消息视之,凝膏成,去滓,取如弹大一枚[1],炙手一摩儿百遍。寒者更热,热者更寒。小儿虽无病,常以少膏摩囟上及手足心,甚避风寒。

◎ **黑散丸**[2]

麻黄　杏仁各两半　大黄六铢

上三味,先捣麻黄、大黄为散,别研杏仁如脂,细细内散,又捣令调和讫,内密器中[3]。一月儿,小豆大一枚[4],以乳汁[5]和服,抱令得汗,汗出温粉粉[6]之,勿使见风。百日儿服枣核大,余以此量儿服之。

◎ **紫丸**[7]**方**

赤石脂　代赭石各一两　巴豆　杏仁五十枚

---

1 枚:原作"梅"。

2 黑散丸:《外台秘要》作"黑散",但药物剂量与此处不同,可参。《外台秘要》卷三十五《小儿诸疾上·小儿变蒸论二首》载:"当变蒸之时,慎不可疗及灸刺。但和视之,若良久热不已,可微与紫丸,热歇便止。若于变蒸中,加以天行温病,或非变蒸而得天行者,其诊皆相似,唯耳及尻通热,口上无白泡耳,当先服黑散,以发其汗,汗出温粉粉之,热当歇,便就差。若犹不都除,乃与紫丸下之。其间节度甚多,恐悠悠不能备行,今略疏其精要者如此。又黑散方:麻黄一分(去节),大黄一分,杏仁二分(去皮尖,熬令变色)。上三味,先捣麻黄、大黄为散,杏仁别捣如脂,乃细细内散,又捣令调和讫,内密器中。一月儿服如小豆大一枚,以乳汁和服之,抱令得汗,汗出温粉粉之,勿使见风。百日儿服如枣核,以儿大小量之为度。"

3 又捣令调和讫,内密器中:原作"捣令内调密器中",据《外台秘要》改。

4 枚:原作"梅",据《外台秘要》改。

5 汁:原作"炙",据《外台秘要》改。

6 粉:原无,据《外台秘要》补。

7 丸:原作"圆"。

上四味，为末，巴豆、杏仁别研如膏，相和，更捣二千杵，当自相得。如硬，入蜜少许捣之，密[1]器中收。三十日儿服如麻子一丸，与少乳汁，令下，食顷后与少乳，勿令多，至日中，当小下热除；如未全除，明旦更与一丸。百日儿服如小豆一丸。此准增减。夏月多热，善令发疹，二三十日辄一服，此丸无所不疗。

◎ **人参紫石英汤方**

大黄一两　黄芩　苦蒌根　甘草各十铢　滑石二两　桂心　牡蛎　人参　龙骨　凝水石　白石脂　紫石英半两

上十二[2]味，㕮咀，以水四升煮取一升半，一服三合，一日夜令尽。虽吐，亦与之。

◎ **檀香散方**

青木香六分　白檀香三分

上二味，捣散，以清水和服之，以水调顶上，头痛立瘥。

◎ **牛黄龙齿散[3]方**

牛黄（两大豆许，研）　蚱蝉二分（炙）　龙齿　麦冬各四分　人参三分　钩藤　茯神　杏仁十二枚　蛇皮三寸（炙）

上九味，切，以水二升煮取六合，去滓，下牛黄末，分六服。

---

1 密：原作“蜜”。

2 十二：原作“十三”。

3 本方组成中，钩藤、茯神缺少剂量。可参《外台秘要》（茯神剂量亦缺）。《外台秘要》卷三十五《小儿诸疾上·小儿惊悸方二首》载：“又方：牛黄（两大豆许，研）、蚱蝉（炙）各二分，龙齿、麦门冬（去心）各四分，人参三分，钩藤一分，茯神，杏仁十二枚，蛇蜕皮三寸（炙末入）。上九味，切，以水二升煎取六合，去滓，下牛黄末，分六服。消息服之，令尽差。”

◎ **枣叶汤方**

枣叶一握　麻黄一两(去节)　葱白一分　豆豉一合

上四味,切,以童子小便二升煎取九合,去滓,分服之。

◎ **茅根汤方**

人参　炙草各一分　干地黄　麦冬　茅根各六分

上五味,以水二升煮取七合,去滓,以意量之,分温服。

◎ **芫花丸方**

芫花　黄芩各四分　大黄　雄黄各十铢(研)

上四味,为末,蜜和,更捣一千杵,三岁至一岁以下,服如粟米一丸。欲服,以丸内儿喉中,令母与乳。

◎ **半夏丸方**

半夏(遂多少)

上一味,微火炮之,捣末,酒和服,如粟大五丸,日三服,立愈。

十日至五十日

十日以上至五十日儿，卒得暴咳，吐乳呕逆，昼夜不得息，紫菀桔梗汤主之。

小儿咳嗽，初不得息，不能复啼，昼瘥夜极，紫菀款冬花丸[1]主之。

小儿中寒及伤寒发咳嗽，或上气喉鸣，或恶寒鼻清涕出，紫菀麻黄汤主之。

小儿伤寒，发热咳嗽，头面热者，黄芩麻黄汤主之。

小儿咳嗽腹满，紫菀五味子[2]汤主之。

小儿寒热咳嗽，膈中有澼，吐乳不欲食者，硝石五味子汤主之。

小儿胎中久挟宿热，寒热进退，发作无时，大黄桂枝汤主之。

小儿寒热进退，啼呼腹痛，地黄桂枝汤主之。

小儿进退寒热，腹大短气，食不消化，硝石桂枝汤主之。

小儿落床坠地，如有瘀血，腹中隐痛，哺乳啼呼，寒热不止者，蒲黄硝石汤主之。

小儿强健如故，而无寒热，身体颈项及心腹胁背有坠核不痛者，名曰结风，防风连翘丸主之。

小儿一月至三十日，乍寒乍热，柳枝汤主之。

小儿暴热，得之二三日者，李根汤主之。

五六日，气不食，黍米汤主之。

---

1 丸：原作“汤”，据后文方名改。

2 子：原无，据前文《小儿方目》及后文方名改。

小儿伤寒，变为热毒，身热面赤口燥，心腹满急，大小便不利，或曰壮热，四肢挛掣，乃成痫病，时发时醒者，升麻白薇汤主之。

◎ **紫菀桔梗汤方**

桔梗　紫菀各三分　炙草一分　麦冬七分（去心）

上四味，切，以水一升煮取六合，去渣，分五服，以瘥为度。

◎ **紫菀款冬花丸方**（原名四物款冬丸）

款冬花　紫菀各两半　灶心土一分　桂心二分

上四味，捣筛，蜜和如泥，取枣核大，涂乳头，令儿饮，日三服。

◎ **紫菀麻黄汤方**（原名紫菀花汤）

紫菀　杏仁（去皮尖）　炙草　黄芩　麻黄（去节）　橘皮　桂心　青木香　当归各一两　大黄三分

上十味，以水三升煮取九合，去滓，一岁以上至五岁儿以意量之，分服。

◎ **黄芩麻黄汤方**（原名麻黄汤）

麻黄　黄芩　生姜各一两　甘草　桂心　石膏　芍药各半两　杏仁十枚

上八味，吹咀，以水四升煮取升半，分二服，以意减之。

◎ **紫菀五味子汤[1]方**（原名七物小五味汤）

五味子（碎）　紫菀花各一分　黄芩　炙草　麻黄（去节）　生姜　桂心

上七味，吹咀，以水一升煮取七合，分五服。忌如常法。

◎ **硝石五味子汤方**

干地黄四两　麦冬半升（去心）　大黄　硝石各一两　五味子五合

---

1 本方组成中，黄芩、炙草、麻黄、生姜、桂心缺少剂量。可参《外台秘要》七物小五味子汤。《外台秘要》卷三十六《小儿诸疾下·小儿咳嗽方八首》载："《小品》疗少小咳嗽腹胀，七物小五味子汤方。五味子（碎）、紫菀各一分，黄芩、甘草（炙）、麻黄（去节）、生姜、桂心各一分。上药吹咀，以水一升煮取七合，分五服。忌如常法。"

蜜半升

上六味，切，以水三升煮取一升，去滓，内硝、蜜，令沸，服二合，日三。胸中当有宿乳一升许出，儿大者服五合。

◎ **大黄桂枝汤方**（原名大黄汤）

大黄　甘草　芒硝各半两　桂心八两　石膏一两　枣五枚

上六味，㕮咀，以水三升煮取一升，每服二合。

◎ **地黄桂枝汤方**（原名生地黄汤）

生地黄　桂心各二两

上二味，以水三升煮取一升，一岁以下服二合。

◎ **硝石桂枝汤[1]方**

大黄　黄芩　甘草　麦冬　芒硝　石膏一两　桂心八铢

上七味，以水三升煮取升半，期岁以下儿作五服。

◎ **蒲黄硝石汤方**（原名蒲黄汤[2]）

蒲黄　麦冬　大黄　黄芩各十铢[3]　甘草八铢　芒硝七铢　黄连十二铢

上七味，㕮咀，以水二升煮取一升，去滓，内硝，分三服。消息视儿羸瘦半之。大小便血即愈。忌冷食。

---

1 本方组成中，大黄、黄芩、甘草、麦冬、芒硝缺少剂量。可参《备急千金要方》。《备急千金要方》卷五上《少小婴孺方上·伤寒第五》载："治小儿腹大短气，热有进退，食不安，谷为不化方。大黄、黄芩、甘草、芒硝、麦门冬各半两，石膏一两，桂心八铢。上七味，㕮咀，以水三升煮取一升半，分三服。期岁已下小儿作五服。"

2 蒲黄汤：原作"蒲"，据《备急千金要方》补。《备急千金要方》卷五下《少小婴孺方下·小儿杂病第九》载："治小儿落床坠地，如有瘀血腹中，阴阴寒热，不肯乳哺，但啼哭叫唤，蒲黄汤方。蒲黄、大黄、黄芩各十铢，甘草八铢，麦门冬十铢，芒硝七铢，黄连十二铢。上七味，㕮咀，以水二升煮取一升，去滓，内芒硝，分三服。消息视儿羸瘦半之。大小便血即愈。忌冷食。"

3 十铢：原作"一铢"，据《备急千金要方》"蒲黄汤"改。

◎ **防风连翘丸方**(原名连翘丸)

连翘　桑白皮　白头翁　牡丹　防风　黄药　桂心　豆豉　独活　秦艽各一两　海藻半两

上十一味,为末,蜜丸如小豆大,三岁儿饮服五丸至十丸。

◎ **柳枝汤方**

上取柳枝,细切,煮汁洗之。如渴,绞冬瓜汁服之。

◎ **李根汤[1]方**

李根　桂心　芒硝各八铢　麦冬　甘草

上五味,㕮咀,以水三升煮取一升,分五服。

◎ **黍米汤方**(原名桂心橘皮汤)

桂心　人参各半两　橘皮　黍米　成择薤[2]

上五味,㕮咀,以水七升煮取二升,次下薤、米,米熟药成,稍稍服之。

◎ **升麻白薇汤方**

升麻　白薇　麻黄　萎蕤　柴胡　甘草各半两　黄芩一两　朴硝　大黄　钩藤各六铢

上十[3]味,㕮咀,以水三升先煮麻黄,去上沫,内诸药,煎取一升。儿生三十日至六十日,一服二合;六十日至百日,一服二合半;百日至二百日,一服三合。

---

1 本方组成中,麦冬、甘草缺少剂量。可参《备急千金要方》李根汤。《备急千金要方》卷五上《少小婴孺方上·伤寒第五》载:"治小儿暴有热,得之二三日,李根汤方。李根、桂心、芒硝各十八铢,甘草、麦门冬各一两。上五味,㕮咀,以水三升煮取一升,分五服。"

2 成择薤:原作"成怿韮",据后文"次下薤、米"及《备急千金要方》"桂心橘皮汤"改。《备急千金要方》卷五下《少小婴孺方下·癖结胀满第七》载:"治小儿五六日不食,气逆,桂心橘皮汤方。桂心半两,橘皮三两,成择薤五两,黍米五合,人参半两。上五味,㕮咀,以水七升先煮药,煎取二升,次下薤、米,米熟药成,稍稍服之。"

3 十:原作"十一"。

百日及过百日

百日儿及过百日儿发痫，连发不醒，醒后身热如火者，麻黄五痫汤主之。

若小儿壮热，夏月忽壮热灼人手，洞下黄溏，气力惙，然脉洪大或急数者，黄芩竹叶汤主之。

小儿夏月患腹中伏热，温壮往来，三焦不利，或患下痢，色或白或黄，小儿矢黄而臭者，此腹中有伏热；若白而酸臭者，此挟宿食不消也。

小儿身热头痛，饮食不消，腹胀满，或小腹绞痛，大小便不利，或重下数起，芒硝紫丸[1]主之。

小儿热毒入膀胱中，忽患小便不利，欲小便则涩痛不出，出少如血，须臾复出，地肤子汤主之。

小儿春秋月晨夕暴寒，寒气折其四肢，热不得泄，则为壮热。寒气入胃，则变下利，或兼赤白，重下数起，日夜五十行，小腹满痛，甘遂紫丸主之；服之热便歇，利亦瘥也。

但壮热，不吐利者，调中汤主之。

吐利腹满，逆害哺乳，藿香汤主之。

小儿吐利寒热，不乳哺者，赤汤主之。

小儿卒寒热，不能服药，雷丸汤主之。

小儿上热下寒，难将息者，栀子桂枝汤主之。

百日以下蓐内儿吐利，龙膏煎主之。

1 芒硝紫丸：原作“芒硝紫苑丸”，据前文《小儿方目》改。

百日以下及蓐内儿霍乱，生姜煎主之。

小儿霍乱，吐利不止，豆蔻煎主之。

小儿霍乱，但吐不利，橘皮厚朴汤主之。

小儿霍乱，但利不吐，生姜人参汤主之。

小儿霍乱，不吐不利，腹胀烦满，上下不通，甘草[1]石盐汤主之。

◎ **麻黄五痫汤[2]方**

麻黄（去节） 羌活 干葛 炙草 枳实各二分 杏仁二十枚 升麻 黄芩 大黄各四分 柴胡 芍药 钩藤皮八分 蛇脱三寸（炙） 蚱蝉 石膏六分（碎）

上十五味，切，以水二升并竹沥五合，煎取六合，每服一合。

◎ **黄芩竹叶汤方**（原名竹叶汤方）

竹叶 小麦各五合 柴胡 麦冬 人参 甘草各半两 茯苓十八铢 黄芩一两六铢

上八味，㕮咀，以水四升煮竹、麦，取三升，去滓，下诸药，煮取一升半，分三服。如小儿夏月忽壮热烧人手，洞下黄溏，气力惙，然脉极洪数，用此方加大黄二两，再服得下即瘥。

---

1 草：原作“遂”，据前文《小儿方目》及后文方名改。

2 本方组成中，柴胡、芍药、蚱蝉缺少剂量。可参《外台秘要》麻黄五痫汤。《外台秘要》卷三十五《小儿诸疾上·小儿将息衣裳厚薄致生诸痫及诸疾方并灸法二十八首》载：“又疗百日及过百日儿发痫，连发不醒，及胎中带风，体冷面青反张，宜服麻黄五痫汤方。麻黄（去节）、羌活、干葛、甘草（炙）、枳实各二分（炙），杏仁二十枚，升麻、黄芩、大黄各四分，柴胡、芍药各三分，钩藤皮一分，蛇蜕三寸（炙），蚱蝉二枚（炙，去羽），石膏六分（碎）。上十五味，切，以水二升并竹沥五合，煎取六合，每服一合佳。”

◎ **芒硝紫丸[1]方**

芒硝　大黄各四两　半夏　甘遂各二两　赭石一两　巴豆二百枚　杏仁百二十枚

上七味，为末，别捣巴豆、杏仁如膏，旋内药末，捣三千杵，令相和合，强者内少许蜜，百日服如胡豆一丸，过百日至一岁服二丸。随儿大小，以意加减，候大便药出为度。

◎ **地肤子汤方**

地肤子　瞿麦　知母　黄芩　枳实　升麻　葵子　猪苓各六铢　通草　海藻　橘皮各三铢　大黄十八铢

上十二味，以水三升煮取一升，一日至七日儿服一合，上为三服。八日至十五日儿，取一合半，为三服。十六日至二十日儿，取二合，为三服。四十日儿以此为准。

◎ **甘遂紫丸方**

巴豆　蕤仁各十八铢　麦冬十铢　甘草五铢　甘遂　朱砂各二铢　牡蛎　蜡各八铢

---

1 芒硝紫丸：原作“硝石紫圆”，据前文《小儿方目》和《备急千金要方》改。《备急千金要方》卷五下《少小婴孺方下·癖结胀满第七》载：“治小儿宿食癖气痰饮，往来寒热，不欲食，消瘦，芒硝紫丸方。芒硝、大黄各四两，半夏二两，代赭一两，甘遂二两，巴豆二百枚，杏仁一百二十枚。上七味，末之，别捣巴豆、杏仁治如膏，旋内药末，捣三千杵，令相和合，强者内少蜜。百日儿服如胡豆一丸，过百日至一岁服二丸，随儿大小以意节度，当候儿大便中药出为愈。若不出，更服如初。”

上八味，以汤熟洗巴豆，研，新布绞去油[1]；别捣草、遂、蛎、麦，筛；研蕤仁令极熟，乃内散更捣二千杵。药燥不能相丸，更入少蜜。半岁儿服荏子一双，一二岁儿服如半麻子一双，三四岁儿服如麻子二丸，五六岁服大麻子二丸，七八岁服如小豆二丸，九岁、十岁微大如小豆二丸。当以鸡鸣时服[2]，日出时不下者，饮热粥数合即下，丸皆双出。下甚者，饮冷粥即止。

◎ **调中汤方**

葛根 芍药 茯苓 桔梗 黄芩 白术 藁本 大黄 甘草各六铢

上九味，以水三升煮取五合。一日至七日儿取一合，分三服。八日至十五日取一合半，分三服。十六日至二十日取二合，分三服。二十日至三十日取三合，分三服。三十日至四十日取五合，分三服。恐吃五合未得，更以意斟酌加减。

---

1 新布绞去油：原作"新有纹去油"，据《备急千金要方》"紫双丸"制法改。《备急千金要方》卷五下《少小婴孺方下·癖结胀满第七》载："紫双丸，治小儿身热头痛，食饮不消，腹中胀满，或小腹绞痛，大小便不利，或重下数起，小儿无异疾，惟饮食过度，不知自止，哺乳失节，或惊悸寒热，惟此丸治之不差，更可重服。小儿欲下，是其蒸候；哺食减少，气息不快，夜啼不眠，是腹内不调；悉宜用此丸，不用他药，数用神验。千金不传方（臣亿等详《序例》中凡云服紫丸者，即前《变蒸篇》十四味者是也。云服紫丸不下者，服赤丸。赤丸差驶，病重者当用之。方中并无赤丸，而此用朱砂，又力紧于紫丸，疑此即赤丸也）。巴豆十八铢，麦门冬十铢，甘草五铢，甘遂二铢，朱砂二铢，蜡十铢，蕤核仁十八铢，牡蛎八铢。上八味，以汤熟洗巴豆，研，新布绞去油，别捣甘草、甘遂、牡蛎、麦门冬下筛讫，研蕤核仁令极熟，乃纳散更捣二千杵。药燥不能相丸，更入少蜜足之。半岁儿服如荏子一双，一岁、二岁儿服如半麻子一双，三四岁者服如麻子二丸，五六岁者服如大麻子二丸，七岁、八岁服如小豆二丸，九岁、十岁微大于小豆二丸。常以鸡鸣时服，至日出时不下者，热粥饮数合即下，丸皆双出也。下甚者，饮以冷粥即止。"

2 服：原无，据《备急千金要方》"紫双丸"服法补。

◎ **藿香汤[1]方**

藿香　生姜二两　青竹茹　甘草各半两

上四味，以水二升煮取八合，每服一合，日三。有热，加升麻半两。

◎ **赤汤[2]方**

大黄五两　当归　芍药　黄芩　苦蒌　炙草　桂心　人参　赤石脂　牡蛎　紫石英　麻黄各二两（去节）

上十二味，捣令极调，盛以韦囊。八岁儿以干枣五枚，用水八合煮枣，取五合，两指[3]撮药入汤中煮取三沸，去滓，与儿服之，取利，微汗自除。十岁用枣十枚，三指撮药，水一升者，一三沸服之。

1 本方组成中，藿香缺少剂量。可参《备急千金要方》藿香汤。《备急千金要方》卷五下《少小婴孺方下·癖结胀满第七》载："治毒气吐下，腹胀逆害乳哺，藿香汤方。藿香一两，生姜三两，青竹茹、甘草各半两。上四味，㕮咀，以水二升煮取八合，每服一合，日三。有热，加升麻半两。"

2 汤：原作"丸"，据前文《小儿方目》及条文"小儿吐利寒热，不乳哺者，赤汤主之"改。

3 指：原无，据后文"三指撮药"及《外台秘要》所引《古今录验》赤汤补。《外台秘要》卷三十五《小儿诸疾上·小儿将息衣裳厚薄致生诸痫及诸疾方并灸法二十八首》载："《古今录验》赤汤，疗二十五种痫，吐痢，寒热百病，不乳哺方。大黄五两，当归、芍药、黄芩、栝楼、甘草（炙）、桂心、人参、赤石脂、牡蛎（熬）、紫石英、麻黄（去节）各二两。上十二味，捣筛令调，盛以韦囊。八岁儿以干枣五枚，用水八合煮枣，取五合，两指撮药入汤中煮取三沸，去滓，与儿服之，取利，微汗自除。十岁用枣十枚，三指撮药，水一升煮三沸服之。此汤疗小儿百病及痫，神验。"

◎ 雷丸汤[1]方

莽草　丹参　桂心各三两　蒲黄[2]　雷丸一斤　蛇床子二两

上六[3]味，以水二斗煮三五沸，适寒温以浴儿，避眼及阴。

◎ 栀子桂枝汤[4]方

犀角末　甘草　生地各六分　芍药五分　白术　茯苓　栀子各五分　柴胡　人参　大黄　生姜　黄芩二分　桂心一分

上十三味，㕮咀，以水三升煮取一升，分温服。

◎ 龙骨煎方

面一铢　乳汁二合　龙骨六分

上三味，煎龙骨，合炒面服之。

◎ 生姜煎方

上以人乳半合及生姜汁少许相和，煎服，入口定。

---

1 汤：原无，据前文《小儿方目》、条文“小儿卒寒热，不能服药，雷丸汤主之”改。

2 蒲黄：底本未载剂量，而《备急千金要方》“莽草汤浴方”、《外台秘要》“六物莽草汤浴儿方”中均作“菖蒲半斤”，可参。《备急千金要方》卷五上《少小婴孺方上·伤寒第五》载：“治小儿卒寒热不佳，不能服药，莽草汤浴方。莽草、丹参、桂心各三两，菖蒲半斤，蛇床子一两，雷丸一升。上六味，㕮咀，以水二斗煮三五沸，适寒温以浴儿，避眼及阴。”《外台秘要》卷三十五《小儿诸疾上·浴儿法一十一首》载：“又疗少小卒寒热不佳，不能服药，六物莽草汤浴儿方。莽草、丹参、蛇床子、桂心各三两，菖蒲半斤，雷丸一斤。上六味，㕮咀，以水三斗煮三五沸，适寒温浴儿，避日向阴处。”

3 六：原作“四”。

4 本方组成中，柴胡、人参、大黄、生姜缺少剂量。可参《外台秘要》卷三十六《小儿诸疾下·小儿杂疗方六首》载：“刘氏疗小儿上冷下热，上热下冷，难将息方。犀角末、甘草、生地黄各六分，芍药五分，白术、茯苓、栀子各三分，柴胡、人参、大黄、生姜各四分，黄芩二分，桂心一分。上十三味，切，以水三升煮取一升，分温服之。”

◎ 豆蔻煎[1]方

豆蔻(似荞麦大)二十枚　蘧蒢一小把　龙骨六分　牛黄　麝香　兔毛灰　姜汁(粟米许)　乳汁二合

上八味,以乳汁煎三味,取一合,和后三味,分三服。如渴,以糯米汁着蜜与吃。

◎ 橘皮厚朴汤[2]方

人参　生姜四分　厚朴　橘皮　兔骨一两(炙,碎)

上五味,切,以水一升二合煎四合服之,即利。下部又以杏仁、盐、皂荚末各少许,面和硬搜如枣核大,以棉裹,内之便通。奶母忌热面。

◎ 生姜人参汤[3]方

生姜　人参　乌牛蓏草一团

上三味,切,以甜米醋浆水一升半煎取五合,分服之。如渴,曲蟮[4]矢烂龙骨一两,以浆水煎,澄清,与儿服。

---

1 本方组成中,牛黄、麝香、兔毛灰缺少剂量。可参《外台秘要》卷三十五《小儿诸疾上·小儿霍乱杂病方六首》载:"又疗小儿霍乱,吐痢不止方。以人乳汁二合,生姜汁粟米许,豆蔻取仁碎似荞麦大二七枚,蘧蒢一小把,龙骨六分,以乳煎取一合,着少许牛黄、麝香、兔毛灰等和,分为三服。如渴,以糯米汁着蜜与吃,即差。"

2 本方组成中,人参、厚朴、橘皮缺少剂量。可参《外台秘要》卷三十五《小儿诸疾上·小儿霍乱杂病方六首》载:"刘氏疗小儿霍乱,空吐不痢方。人参六分,生姜四分,厚朴二分(炙),橘皮一分,兔骨一两(炙,碎)。上五味,切,以水一升二合煎取四合服之,即利。下部又以杏仁、盐少许,皂荚末少许,面和硬溲如枣核大,以绵裹内之,便通。奶母忌热面大效。"

3 本方组成中,生姜、人参缺少剂量。可参《外台秘要》卷三十五《小儿诸疾上·小儿霍乱杂病方六首》载:"又疗小儿霍乱,空利不吐方。乌牛蓏草一团,生姜、人参各三两。上三味,切,以甜不醋浆水一升半煎取五合,分服之。如孩子渴,取曲蟮粪烂龙骨一两,以浆水煎,澄清与儿吃,即差。"

4 曲蟮:即蚯蚓。蟮,原作"膳"。

◎ **甘草石盐汤方**

炙草四分　当归二分　石盐三分

上三味，以浆水一升半煎取六合，去滓，牛黄、麝香各半钱匕，研，蜜半匙[1]相合，以下灌之，即通。奶母与浆水粥吃，勿吃面、肉。

---

1 半匙：原作"半匕"，文义不属，据《外台秘要》改。《外台秘要》卷三十五《小儿诸疾上·小儿霍乱杂病方六首》载："又疗小儿霍乱，不吐不痢，肚胀妨满，上下不通方。甘草四分（炙），当归二分，石盐三分。上三味，切，以浆水一升半煎取六合，去滓，牛黄、麝香各半钱匕，研，蜜半匙相和，以下灌之，即通。奶母与浆水粥吃，勿吃面、肉等。"

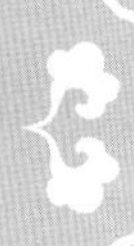

二百日至一岁

小儿霍乱，壮热，不吐不利而渴，目睛不慧，四肢沉重，乌豆生姜汤主之。

小儿夏月药大下后，胃中虚热而渴者，黄芩麦门[1]冬汤主之。

小儿壮热，下利，八物龙骨散主之。

小儿伏热，下黄赤汁，及与鱼脑壮[2]，结肠丸主之。

小儿乳冷，下青结不消，茯苓干姜汤[3]主之。

小儿客冷，白利，榉皮汤主之。

小儿赤白利，腹痛，干姜黄连散[4]主之。

小儿赤白利，腹胀不出，莨菪子导药主之。

二百日儿及一岁以上，二岁以下，赤白利久不瘥，鸡子饼主之。

下不止因发痫，生金牛黄汤主之。

小儿痫疾，及长不除，或遇天阴辄发，或食坚强亦发，百脉挛缩，行步不正，言语不便，茵芋丸主之。

痫疾积年不瘥，得热即发，水银丸主之。

小儿惊痫瘈疭，日数十发，紫石散主之。

中客之为病，面色变易，腹中痛，喜大吐利，水谷解离，麝香饮主之。

---

1 门：原无，据前文《小儿方目》及后文方名补。

2 及与鱼脑壮：《备急千金要方》作“及鱼脑杂血”，义长。详后文“结肠丸”下的注释。

3 汤：原作“散”，据前文《小儿方目》及后文方药煎服法改。

4 散：原作“汤”，据后文方名和服法改。

小儿所以有中客病者，乳气未定，客来忤之，其壮如痫，惟目不上视耳。

魃之为病，令儿黄瘦，骨立发落，壮热，伏翼散主之。

妇人先有小儿，儿未能行，而母更有娠，儿饮母乳，喜微下利，寒热或有去来，此为魃病也。

小儿客挟实者，白鲜皮汤主之。

小儿热毒血利，犀角地榆汤主之。

小儿热毒脓血利，茜根吴蓝汤[1]主之。

小儿脓利，直从春至秋冬以来不瘥者，薤白汤主之。

小儿利久下，下后脱肛，腹中冷，肛中疼痛不得入者，猬皮丸主之。

小儿无[2]辜疳利，黑石子丸[3]主之。

◎ **乌豆生姜汤方**

乌豆一升　生姜一两

上二味，以水三升煮乌豆，皮欲烂，即滤取汁二合，和少许蜜吃即变吐，如人行六七里又与吃，无问大小儿，并宜服之。

◎ **黄芩麦门冬汤方**（原名麦冬汤）

麦冬　炙草各四分　枳实　黄芩　人参各三分　龙骨六分

上六味，㕮咀，以水二升煮取九合，去渣，分温服。

◎ **八物龙骨散方**

龙骨　寒水石　炙草　赤石脂　桂心　大黄　石膏　苦蒌各三分

上八味，为末，以水及酒五合煮取三合，量儿大小分服。

---

1 茜根吴蓝汤：原作“葛根吴蓝汤”。详见后文注释。

2 “无”下原有“故”字，衍文，故删。

3 丸：原作“汤”，据后文方名和服法改。

◎ **结肠丸[1]方**

黄连　檗皮　苦参　鬼臼　独活　橘皮　芍药　阿胶各半两

上八味为末[2]，以蓝汁[3]及蜜丸如小豆，日服五丸，加至十丸。无蓝汁[4]，用蓝子[5]一合。

◎ **茯苓干姜汤[6]方**

白术　干姜各四两　炙草　茯苓各四分　附子二分（炮）

上五味，㕮咀，以水三升煮取一升，分温服。

◎ **榉皮汤方**

人参　厚朴　炙草　茯苓　桔梗各五分　榉皮八分

上六味，㕮咀，以水三升煮取一升，量其大小可一合为度，以瘥止。忌如常法。

◎ **干姜黄连散方**

赤石脂　龙骨　地榆　黄连各四分　厚朴　人参各三分　当归　干姜各三分

上八味，捣散，以饮汁服半钱匕，日再服。蜜丸，以乳汁下三丸至七丸，亦佳。

---

1 丸：原作"圆"，据前文《小儿方目》及条文"小儿伏热，下黄赤汁……结肠丸主之"改。

2 末：原无，据文义和《备急千金要方》"除热结肠丸"服法补。《备急千金要方》卷五下《少小婴孺方下·小儿杂病第九》载："除热结肠丸，断小儿热，下黄赤汁沫，及鱼脑杂血，肛中疮烂坐䘌生虫方。黄连、檗皮、苦参、鬼臼、独活、橘皮、芍药、阿胶各半两。上八味，末之，以蓝汁及蜜丸如小豆，日服三丸至十丸。（冬无蓝汁，可用蓝子一合，舂蜜和丸）"

3 蓝汁：原作"盐汁"，据《备急千金要方》"除热结肠丸"改。

4 蓝汁：原作"盐汁"，据《备急千金要方》"除热结肠丸"改。

5 蓝子：原作"子"，据《备急千金要方》"除热结肠丸"改。

6 汤：原作"散"，据前文《小儿方目》及后文方药煎服法改。

◎ **莨菪子导药方**

莨菪子　羊肉(薄切布上)

上二味,绵裹纳下部中,不过再,瘥。

◎ **鸡子饼[1]方**

鸡子二枚(去白)　胡粉　蜡一两

上三味,熬蜡消,下鸡子、粉,候成饼,平明空腹与服。

◎ **生金牛黄汤方**

生金三铢(一方六铢。熟金亦得,法应作屑,今方尽成)　牛黄三铢　麻黄二分　黄连　干姜　人参　甘草各一分　细辛半分

上八味,㕮咀,以水一升六合煮取八合,去滓,临服研牛黄以煮汤中。嫌儿热者,用生姜代干姜。今世之生金,但用成器金亦善,三二两皆得用之。

◎ **茵芋丸方**

茵芋叶　铅丹(熬)　秦艽　钩藤皮(炙)　石膏　杜衡　防葵各一两　菖蒲　黄芩各两半　松萝半两　蜣螂十枚　甘草三两[2]

上十二味,为末,蜜丸如小豆大,三载以上小儿服七丸,三岁以下服五

1 本方组成中,胡粉缺少剂量。可参《外台秘要》鸡子饼。《外台秘要》卷三十六《小儿诸疾下·小儿赤白痢方七首》载:"《必效》疗小儿一岁以上、二岁以下赤白痢久不差,鸡子饼方。鸡子二枚(取白),胡粉两钱,蜡一两。上三味,熬蜡消,下鸡子、胡粉,候成饼,平明空腹与吃,可三顿,痢止。"

2 三两:原无,据《备急千金要方》茵芋丸补。《备急千金要方》卷五上《少小婴孺方上·惊痫第三》载:"茵芋丸,治少小有风痫疾,至长不除,或遇天阴节变便发动,食饮坚强亦发,百脉挛缩,行步不正,言语不便者,服之永不发方。茵芋叶、铅丹、秦艽、钩藤皮、石膏、杜衡、防葵各一两,菖蒲、黄芩各一两半,松萝半两,蜣螂十枚,甘草三两。上十二味,末之,蜜丸如小豆大,三岁已下服五丸,三岁已上服七丸,五岁已上服十丸,十岁已上可至十五丸。"

丸，五岁以上十丸，十岁以上服十五丸。

◎ **水银丸[1]方**

水银（纸裹，炼） 乌蛇脯（炙） 麦冬（去心） 铁精（研） 干地黄各八分 龙角（研） 人参 防风 子芩 升麻 熊胆

上十一味，为末，蜜和丸如梧子大，食后以生驴乳汁下二十丸，渐加至三十丸，日再，不利。忌芜荑、生菜、热面、荞麦、炙肉、蒜、粘食。

◎ **紫石散方**

紫石英 滑石 白石脂 凝水石 赤石脂 石膏 甘草 桂心 牡蛎各五两 大黄 龙骨 干姜各四两

上十二味，为粗末，盛以韦囊[2]，悬高凉处，欲用取三指撮，以新汲水煮取一升二合，大人顿服，未能百日儿服一合。未能者绵粘着口中，热多者日四五服，以意消息。

---

1 本方组成中，龙角、人参、防风、子芩、升麻、熊胆缺少剂量。可参《外台秘要》水银丸。《外台秘要》卷十五《风狂及诸风下·痫方三首》载："《广济》疗痫疾积年不差，得热即发，水银丸方。水银（纸裹，炼）、麦门冬（去心）、乌蛇脯（炙）、铁精（研）、干地黄各八分，龙角（研）、人参、防风、子芩、升麻各六分，熊胆四分（研）。上十一味，捣筛，蜜和丸如梧子，食后以生驴乳汁下二十丸，渐渐加至三十丸，日再，不利。忌芜荑、生菜、热面、荞麦、炙肉、蒜、粘食。"

2 韦囊：原作"韦"，据《备急千金要方》"紫石煮散"改。《备急千金要方》卷十四《小肠腑·风癫第五》载："紫石煮散，治大人风引，小儿惊痫瘈疭，日数十发，医所不药者方。紫石英、滑石、白石脂、凝水石、石膏、赤石脂各六两，大黄、龙骨、干姜各四两，甘草、桂心、牡蛎各三两。上十二味，治下筛，为粗散，盛以韦囊，悬于高凉处，欲用取三指撮，以新汲井水三升煮取一升二合，大人顿服，未百日儿服一合。未能者绵沾着口中，热多者日四五服，以意消息之。（《深师方》只龙骨、干姜、牡蛎、滑石、白石脂五味）"

◎ **麝香饮方**

上以麝香如豆大许，添[1]之立愈。

◎ **伏翼散方**

上烧伏翼末饮之。

◎ **白鲜皮汤方**

白鲜皮　大黄　甘草　芍药　茯苓　细辛　桂心各十八铢

上七味，㕮咀，以水二升煮取九合，分三服。

◎ **犀角地榆汤[2]方**

犀角　地榆六分　蜜三分　地麦草五分

上四味，以水三升煮取二升，去滓，量大小服之。

◎ **茜根吴蓝汤[3]方**

羚羊角　地榆　阿胶　赤石脂　黄连　当归各八分　吴蓝[4]　茜根　甘草各六分　黄芩五分

上十味，以水六升煮取二升半，量儿大小服之。

---

1 添：疑作"吞"。

2 犀角地榆汤：原作"犀角地榆皮汤"，据前文"小儿热毒血利，犀角地榆汤主之"条文改。另，本方组成中，犀角缺少剂量。可参《外台秘要》卷三十六《小儿诸疾下·小儿蛊毒血痢方九首》载："又疗小儿热毒血痢方。犀角十分，地榆六分，蜜三分，地麦草五合。上四味，切，以水三升煮取二升，去滓，量大小服之。"

3 茜根吴蓝汤：原作"葛根吴盐汤"。后文方药组成中没有"葛根"，但有"茜根"，故将"葛根"改为"茜根"。前文《小儿方目》所载方名和《二百日至一岁》所载方论中，均为"吴蓝"，故将"吴盐"改为"吴蓝"。另，《外台秘要》卷三十六《小儿诸疾下·小儿蛊毒血痢方九首》载："《广济》疗小儿热毒脓血痢方。羚羊角、地榆、阿胶、赤石脂、黄连、当归各八分，吴蓝、茜根、甘草(炙)各六分，黄芩五分。上十味，切，以水六升煮取二升半，量大小服之甚妙。"

4 吴蓝：原作"吴盐"。

◎ **薤白汤方**

薤白一合(切) 生姜 芜荑各一分 子芩 黄檗 阿胶 芍药 厚朴 人参各二分 地榆 当归各三分 香豉一合

上十二味,以水煮银,重滤取一升半,煮药取九合,分服,以瘥为度。秋末、冬末,赤石脂半两、干姜一分、白术二分,量儿服。

◎ **猬皮丸方**(原名鳖头丸)

鳖头一枚(炙焦) 小猬皮一具(炙焦) 磁石四两 桂心三两

上四味,捣为末,蜜丸如大豆,三岁至五岁服五丸至十丸,日三。

◎ **黑石子丸方**

龙骨 当归 黄连 人参 黑石子 炙草各一两

上六味,为末,蜜丸服,日再,以瘥为度。

二岁至三岁

小儿三岁以上，身壮热，口中生疮，手足烦热，大便极臭者，为疳痢，蛮姜汤主之。

小儿疳利有疮，经四五月，吹药止利，黄连麝香散主之。

小儿疳虫蚀齿，葶苈散主之。

小儿三岁患头上起熛浆似火疮，一二日胸背皆起，名曰熛疮，水银膏主之。

小儿头干，腹中有无辜者，益脑散主之。

小儿脑长头大囟开，三岁不合，臂胫不能胜头，羸瘦色黄，至四五岁不能行，半夏乌头汤主之。

四五岁儿因乳母饮粗恶，乳汁不发，儿哺乳不生肌肤，心腹痞满，痿黄瘦瘠，四肢缭戾，人参鳖甲丸[1]主之。

五六岁儿温壮，腹中满急，气息不利，或有微肿，羸瘦不能饮食，手足逆冷，人参苦蒌根汤主之。

小儿腹满羸瘦，手足烦热，不能食，诃梨勒汤主之。

八岁以上，十五以下，热结痰实，不能食者，枳实汤主之。

小儿冷癖痃[2]气，食不下，时时胁下痛，防葵汤主之。

小儿癖实痈肿，壮热，食不消化，牛黄鳖甲丸主之。

小儿头上恶毒肿痤疖诸疮，腊猪膏主之。

---

1 丸：原作“汤”，据后文方名和服法改。

2 痃：原作“痃”。

小儿卒毒肿着喉颈，壮热妨乳，射干汤主之。

舌肿强满口，令含糖、醋，通则愈。

小儿手足及身肿，巴豆浴汤[1]主之。

小儿身赤肿起，发灰膏主之。

丹毒大赤肿，身壮热，竹沥羚羊角汤主之。

小儿脐赤肿，猪髓膏主之。

小儿阴肿，灸大敦七壮。

小儿核肿，壮热有实，麝香甘遂汤主之。

小儿痔病肿痒，鬼箭羽散主之。

◎ **蛮姜汤[2]方**

黄连　黄檗　地榆（炙）　白头翁　高良姜　酸石榴皮　生姜　当归　白术一分　龙骨

上十味，切，以水二升煮取八合，分服，大小量之。其口中有疮，以芦荟[3]末、赤地麦捣末，相和，涂之下部。末蚺蛇胆、黄连、麝香，捣末敷之，兼以竹筒吹下部中，差止。亦主疥疮。

◎ **黄连麝香散方**

黄连二分　麝香少许

上二味，相和，以竹筒吹下部中。

---

1 巴豆浴汤：前文《小儿方目》和后文均作“巴豆浴方”。

2 本方组成中，除了白术，均缺少剂量。可参《外台秘要》卷三十六《小儿诸疾下·小儿疳痢方七首》载：“又疗小儿疳痢，三岁以上口里有疮，身壮热，及手足心烦，大便极臭，即是疳痢方。黄连、黄檗、地榆（炙）、白头翁、高良姜、酸石榴皮、生姜、当归各二分，白术一分，龙骨四分。上十味，切，以水二升煮取八合，分服，大小量之。其口中疮，以芦荟末、赤地麦捣末，相和，涂之下部。末蚺蛇胆、黄连、麝香捣敷之，兼以竹筒吹少许内下部中，差止。亦主小儿疥疮。”

3 芦荟：原作“会”，据《外台秘要》改。

◎ 葶苈散方

雄黄　葶苈

上二味，末之，取腊月猪脂，镕，以槐枝绵裹头四五枝，点药烙之。

◎ 水银膏[1]方

水银[2]　朱砂各半两　石硫黄　腊猪脂

上四味，煎桑叶汤洗敷之。

◎ 益脑散方

地榆六分　蜗牛十二分　青黛三合　麝香一分　人粪（烧灰）　兰香根（烧灰）　蚺蛇胆各一分　龙脑香两豆许

上八味，捣筛，以饮下半钱匕，量儿大小与服。忌如常法。

◎ 半夏乌头汤方（原名半夏熨）

半夏　生姜　芎䓖各一升　细辛三两　桂心一尺　乌头十枚

上六味，以醇苦酒五升渍之晬时，煮三沸，绞去滓，以绵一片浸药中，适寒温，以熨囟上，冷更温之，复温如前，朝暮各三四熨，二十日愈。

◎ 人参鳖甲丸方

芍药十分（炙）　黄芪　鳖甲　人参各四分　柴胡八分　茯苓　炙草干姜各二分

上八味，为末，蜜和丸如大豆，服五丸，日二。

◎ 人参苦蒌汤方

竹叶（切）一斤　小麦半升　甘草　黄芩　苦蒌根　泽泻　茯苓　知

---

1 本方组成中，石硫黄、腊猪脂缺少剂量。可参《外台秘要》卷三十六《小儿诸疾下·小儿头面疮方七首》载："《备急》疗小儿三岁患头上起熛浆如钉，盖一二日及胸背皆生，仍成疮方。水银、朱砂各半两，石硫黄一两（研），腊月猪脂。上四味，煮桑叶汤洗以敷之。勿令猪、犬、妇人、小儿等见之，无效。"

2 水银：原作"水"，据方名和《外台秘要》改。

母　白术　大黄各一两　桂心二铢　生姜两半　人参　麦冬　半夏各二两　当归十八铢

上十六味，吹咀，以水七升煮竹叶、小麦，取四升，去滓，内药，煎二升一合，分四服。

◎　**诃梨勒汤方**

炙草　鳖甲　柴胡　茯神　子芩各六分　诃梨勒皮十分　槟榔三颗（研）　芍药　橘皮各三分　生姜　当归各四分　知母五分　大黄八分

上十三味，切，以水一升半煎取七合，分为数服，泻，病差。

◎　**枳实汤方**

大黄　柴胡各九分　黄芩　知母各二分　升麻十分　枳实（炙）　杏仁各六分　芍药　栀子各八分　细辛二分半　竹叶一升

上十一味，吹咀，以水六升煮取一升八合，分四服。十岁儿分三服。以下以意消息减之。

◎　**防葵汤[1]方**

防葵　当归　枳实（炙）　厚朴　楮实　人参　黄芪　茯神　白术　诃子皮各八分　郁李仁（去皮）　柴胡　火麻仁　芍药　橘皮　防风　紫菀　苡仁各六分　鳖甲　三棱根　桂心七分　仙鼠三枚（如无，以矢二合代之）　大附子二枚　干姜二分　炙草　干地黄　大黄各十分　五味子

1 防葵汤：据后文服法，当作“防葵丸”。另，本方组成中，鳖甲、三棱根、槟榔缺少剂量。可参《外台秘要》卷三十五《小儿诸疾上·小儿癥瘕癖方六首》载：“刘氏疗小儿冷癖痃癖气，不下食瘦，时时肋下痛方。防葵、当归、枳实（炙）、厚朴（炙）、楮实、人参、黄芪、茯神、白术、诃黎勒皮各八分，郁李仁（去皮）、柴胡、大麻仁、芍药、橘皮、防风、紫菀（洗，去土）、薏苡仁各六分，鳖甲（炙）、三棱根各十二分，桂心七分，仙鼠二枚（如无，以粪二合代），大附子二枚（炮），干姜（末）二分，甘草（炙）、干地黄各十分，大黄十分，五味子四分，槟榔四颗，牛膝二分。上三十味，捣筛，蜜丸如梧子，大小增减，以意量之，须饮服之良。”

四两 槟榔 牛膝二分

上三十味，捣末，蜜丸梧子大，以意饮服之。

◎ **腊猪膏方**

芫花 腊猪膏脂

上二味，和如泥，洗去痂，敷之一日度。

◎ **牛黄鳖甲丸方**

牛黄 鳖甲（炙） 麦曲（熬） 柴胡 大黄 枳实（炙） 芎䓖各二两 厚朴 茯苓 桂心 芍药 干姜各半两

上十二味，捣筛，蜜和丸如小豆，日三服，以意量之。

◎ **射干汤方**

升麻 射干 大黄各一两

上三味，以水二升半煮取八合，去滓，一岁儿分三服，敷肿处，冷更暖而薄大，以意加之。

◎ **巴豆浴方**

巴豆五十粒

上一味，以水三升煮一升，以绵纳汤中拭病上，随手消，并治瘾疹。

◎ **发灰膏方**

灶心土 乱发灰

上二味，为末，以膏和敷之。

◎ 竹沥羚羊角汤[1]方

寒水石十八铢　石膏十二铢　蓝青十一铢（用干）　犀角　柴胡　杏仁各八铢　知母十铢　甘草五铢　羚羊角六铢　芍药　黄芩各七铢　栀子十一铢　竹沥　生葛汁四合　蜜二两

上十五[2]味，㕮咀，以水五升并竹沥煮取三升三合，去滓，内杏仁脂[3]、葛汁、蜜，微火煎取二升，一二岁[4]儿服二合，大者量加之。

◎ 猪髓膏方

杏仁半两　猪颊连髓十八铢

上二味，先研杏仁如脂，和髓，敷脐中肿上。

◎ 麝香甘遂汤方

青木香　甘草　石膏　甘遂各十铢　麝香[5]三铢　大黄　前胡各一[6]两　黄芩半两

上八味，㕮咀，以水七升煮取一升九合，每服三合，日四夜二。

---

1 本方组成中，竹沥缺少剂量。可参《备急千金要方》卷五下《少小婴孺方下·痈疽瘰疬第八》载："治丹毒大赤肿，身壮热，百治不折方。寒水石十六铢，石膏十三铢，蓝青十二铢（冬用干者），犀角、柴胡、杏仁各八铢，知母十铢，甘草五铢，羚羊角六铢，芍药七铢，栀子十一铢，黄芩七铢，竹沥一升，生葛汁四合（澄清），蜜二升。上十五味，㕮咀，以水五升并竹沥煮取三升三合，去滓，内杏仁脂、葛汁、蜜，微火煎取二升，一二岁儿服二合，大者量加之。"

2 十五：原作"十一"。

3 脂：原作"服"，据《备急千金要方》改。

4 "岁"下原有"服"字，衍文，故删。

5 麝香：原作"射干"，据方名和《备急千金要方》改。《备急千金要方》卷五下《少小婴孺方下·小儿杂病第九》载："治小儿核肿，壮热有实方。甘遂、青木香、石膏各十八铢，麝香三铢，大黄、前胡各一两，黄芩半两，甘草十八铢。上八味，㕮咀，以水七升煮取一升九合，每服三合，日四夜二。"

6 一：原无，据《备急千金要方》补。

◎ **鬼箭羽散方**

枳实　鬼箭　青木香　鬼臼各二两

上四味，为末，以酽醋和，以青布裹以尉之，有头即破，熨讫，令根拔之，差止。

小儿风热

小儿风热，毒肿色白，白丹走竟身中，或有恶核瘰疬，附骨痈疽，节解不举，五香连翘汤主之。

小儿著风热，瘖癗坚如麻豆，疮痒搔之，皮剥汁出，或遍身头面，年年当发者，五香枳实汤主之。

小儿火灼疮者，一身尽有，如麻豆，或有脓[1]汁，乍痛乍痒，白蔹苦参汤主之。

小儿豆疮，服汤不解，欲痒陷者，龙脑散主之。

◎ **五香连翘汤方**

青木香　熏陆香　鸡舌香　沉香　麻黄　黄芩各六铢　大黄二两　麝香三铢　连翘　海藻　射干　升麻　枳实各[2]半两　竹沥三合

上十四味，㕮咀，以水四升煮药，减半，内竹沥，煎取一升二合。儿生百日至二百日，一服三合；二百日至期岁，一服五合。

◎ **五香枳实汤方**

青木香九铢　麝香六铢　鸡舌香　熏陆香　沉香　防风　秦艽　漏

---

1 脓：原作“浓”。

2 各：原无，据《备急千金要方》“五香连翘汤”补。《备急千金要方》卷五下《少小婴孺方下·痈疽瘰疬第八》载：“五香连翘汤，治小儿风热毒肿，肿色白，或有恶核瘰疬，附骨痈疽，节解不举，白丹走竟身中，白疹瘙不已方。青木香、熏陆香、鸡舌香、沉香、麻黄、黄芩各六铢，大黄二两，麝香三铢，连翘、海藻、射干、升麻、枳实各半两，竹沥三合。上十四味，㕮咀，以水四升煮药，减半，内竹沥，煮取一升二合。儿生百日至二百日，一服三合；二百日至期岁，一服五合。一方不用麻黄。”

芦各半两　升麻　黄芩　白蔹　麻黄各一两　枳实两半　大黄一两十八铢

上十四味，㕮咀，以水五升煮取一升八合，五六岁儿一服四五合，七八岁儿一服六合；十岁至十四五者，加大黄半两，以水一斗煮取[1]二升半，分三服。

◎ **白蔹苦参汤方**

甘草　黄连　白蔹　黄芩　芍药　黄檗　苦参各半两

上七味，为末，以蜜和，敷之，日二夜一。亦可作汤洗之。

◎ **龙脑散方**（原名无比散）

牛黄　麝香　龙脑　腻粉各一分　朱砂一两

上五味，研细，如有患者，小儿一服一字，大人半钱，水银少许，用豮猪尾血三两滴、新汲水少许同调服，先宁稳得睡，然后取转下如烂鱼肠、蒲桃穗涎臭恶物便安。小儿乳汁滴。

1 "取"下原有"去"字，衍文，故删。

老人风热[1]

头面发热，身体痒，热冲皮肤，出白疹，搔之不已，枳实蒺藜丸[2]主之。

老人皮肤虚，为风邪所折，因起瘾疹，风多则色白，热多则色赤，其兼有黄汁，后复结为脓疮者，漏芦膏主之。

老人三十年恶风湿，痹衰秃落，瘾疹生疮，气脉不通，搔不觉痛痒，石南散主之。

风毒发，即目睛疼，脚纵，中指痛连肘侧，两胁胀满，心烦少气，喘急欲绝，不能食者，黄芪丸[3]主之。

六十以上人瘦弱不能食息，钟乳散主之。

老人所以多疾者，由少壮时春夏取凉，饮食过冷，食留腹中，或上或下，烦满不欲食，得食辄呕，吐已不消，胀满，热噫腥臭，四肢肿而不遂，腰以下重不能自胜，补脾汤主之。

人年五十以上，阳气日衰，多退少进，阴阳厥逆，四肢不遂，胸胁支满，肩息，吸吸少气不能言，言辄飞扬，铁精汤主之。

1《老人风热》全篇方论文字(从“头面发热，身体痒”至“能胜酒者，三建散主之”)，原在抄本末尾，依据前文体例，移至此处。

2 枳实蒺藜丸：后文未列方药组成和煎服法。可参《外台秘要》卷十五《风狂及诸风下·风身体如虫行方四首》载：“延年蒺藜子丸，疗热风冲头面，痒如虫行身上，时有风疹出。除风热消疹，兼补益，坚筋骨，倍气力充实方。蒺藜子六分，黄芪、独活、白芷、防风、薯蓣各三分，枳实(炙)、人参、黄连各四分，葳蕤、地骨白皮各二分，桂心一分。上十二味，捣筛，蜜和为丸如梧子，一服十丸，酒下，日二服。加至十五丸。中间欲服术煎及黄连丸，并无妨。忌猪肉、生葱。”

3 黄芪丸：原作“芪黄丸”，据前文《小儿方目》改。

老人中风经脏，奄忽不能言，四肢垂曳，皮肤痛痒不自知，大续命汤主之。

老人中风入脏，不能言，冒昧不知人，背痛拘急，不能转侧，小续命汤主之。

老人中风，手足拘急，百节疼痛，烦热心乱，经日不欲饮食，三黄汤主之；若满闭不下，真珠汤主之。

人年五十以上，皆大便不利，或常苦下利，老人胃肠薄，饮食当令节俭，多食不能消化，腹满短气，必致霍乱，霍乱下利，损益草散主之。

老人三十年下利，或青或黄，所食之物，皆不能消化，四肢沉重，起即眩倒，骨肉消尽，两足逆冷，腹中热，苦转筋，起止须扶，椒艾丸主之。

老人留饮在胸膈，积年不去，虽服药下之，旋复如故，其病面目黧黑，手足逆冷，身体枯燥，肌肤甲错，或复体重不收，起止须扶，吸吸羸瘦，或食已即吐，或大便燥，或绞痛雷鸣，时时下利，三部茯苓丸主之。

老人久痞，两胁积聚，有若杯盂，胸痛彻背，里急气满，咳逆少气，不能饮食，面目黧黑，手足烦热，或有沉重，极者耳聋，消渴泄利，时腹满塞，小便苦数，淋沥不尽，恍惚喜忘，太乙白丸主之。

老人二三十年瘿瘤，大如杯盂，或坚或软，致有漏溃，愈而复发，十年不差，令人骨消肉尽，体中挛缩，惊惕寐卧不安，陷肿散主之。

老人三十年上气咳嗽，唾脓[1]血，喘息不得卧，款冬丸主之。

老人风劳，四十年冷癖，咳逆上气，大理中露宿丸主之。

老人寒冷虚损，五十年心腹积聚百病，邪气往来，厥逆冲心，痹顽羸瘦骨立，不能食，大草乌头丸主之。

老人宿寒虚羸，胸胁逆满，手足烦热，四肢不仁，食饮损少，身体疾病，

1 脓：原作“浓”。

乍寒乍热，极者着床四五十年，服药不差，更生散主之。

老人羸困着床，胸胁逆满，气不得息，周身浮肿，痹重不得屈伸，手足逆冷，唇口青，齿牙痛，目暗恶风，头着巾帽，厚衣对火，腰脊痛，昼夜吟呻，五石护命散主之；不欲服散者，与太乙丹；能胜酒者，三建散主之。

◎ **漏芦膏方**（原名升麻犀角汤）

升麻　犀角　白蔹　漏芦　枳实　连翘　生蛇衔[1]草　干姜　芒硝各二两　黄芩三两　栀子二十枚　蒴藋根四两　元参三两

上十三味，以竹沥二升渍一宿，以成炼猪脂五升煎，令竹沥水气尽，绞去滓，内芒硝，搅令凝，膏成，摩患处，日五六度。

◎ **石南散[2]方**（原名风痹散）

石斛半两　蜀椒一分（去目）　天雄　附子（烧）　干姜　白术　细辛　踯躅　白蔹　乌头（炮）　桂心　石南二分

上十二味，捣筛，酒服五分匕，日再。勿大饱食，饥即更服[3]，常令有酒势，先服吐下药后乃服之。以韦[4]袋贮药，勿泄。忌冷水、房室[5]百日。

◎ **黄芪丸[6]方**

黄芪　黄连各七分　防风　炙草各五分　五加皮　白鲜皮　枳实各

1 衔：原作“御”。

2 本方组成中，除了石斛、蜀椒、石南，均缺少剂量。可参《千金翼方》风痹散。《千金翼方》卷十六《中风上·风眩第六》载：“风痹散，主三十年恶风湿痹，发秃落，隐疹生疮，气脉不通，抓搔不觉痛痒方。附子（炮，去皮）、干姜、白术各四两，石斛半两，蜀椒（去目）一分（汗及闭口者），天雄（炮，去皮）、细辛、踯躅、白蔹、乌头（炮，去皮）、石南、桂心各三分。上一十二味，捣筛为散，酒服五分匕，以少羊脯下药，日再。勿大饱食，饥即更服，常令有酒势，先服吐下药后乃服之。以韦袋贮药勿泄，忌冷水、房室百日。”

3 服：原无，据《千金翼方》“风痹散”服法补。

4 韦：原作“苇”，据《千金翼方》“风痹散”改。

5 房室：原作“房劳”，据《千金翼方》“风痹散”改。

6 丸：原作“汤”，据前文《小儿方目》及后文方药服法改。

四分　升麻　车前子　苦参(炙)　麦冬　葶苈子(熬)　巨胜各六分

上十三味,为末,蜜丸梧子大,空腹以酒浸大豆[1]下二十丸,渐加至三十丸,日二服。

◎　**钟乳散[2]方**

钟乳石一斤(取白净光明色好者)

上一味,先泥一铁铛,受四五斗者为灶,贮水满,去口二寸,内乳着金银瓮器中,候得沉之于铛中,令水没器,留寸[3]余即得。常于此,勿使出水。微火煮之,日夜不绝,水欲竭即添成暖水。每日一周时,辄易水洗铛,并淘

---

1 豆:原作"巨",据《外台秘要》"黄芪丸"改。《外台秘要》卷十五《风狂及诸风下·风毒方五首》载:"《广济》疗风毒发,即眼睛疼,脚纵,中指疼连肘边,牵心裹闷,两肋胀少气力,喘气急欲绝,不能食,黄芪丸方。黄芪、黄连各七分,防风、甘草(炙)各五分,五加皮、白鲜皮、枳实(炙)各四分,升麻、车前子、苦参(炙)、麦门冬(去心)、葶苈子(熬)、巨胜各六分。上十三味,捣筛,蜜和丸如梧子,空腹以酒浸大豆下二十丸,渐加至三十丸,日二服。不知,增之。忌海藻、菘菜、猪肉、冷水、热面、炙肉、荞麦。"

2 散:原作"石",据前文《小儿方目》及条文"六十以上人瘦弱不能食息,钟乳散主之"改。

3 寸:原作"才",据《外台秘要》"千金炼钟乳散"改。《外台秘要》卷三十七《乳石论上·杂饵钟乳丸散补益法二首》载:"千金炼钟乳散,疗虚羸不足,六十以上人瘦弱不能食,息百病法,能多得常服益佳。钟乳一斤,取白净光明色好者,即任用之,非此者不堪用,一味。先泥一铁铛,受四五斗者为灶,贮水令满,去口二寸,内乳着金银瓷器中任有者用之,使得沉之于铛中,令水没器,留一寸余即得。常令如此,勿使出水也。微火煮之,日夜不绝,水欲竭即添成暖水。每日一周时,辄易水洗铛,并淘乳。七日七夜出之,净淘讫,内瓷钵中,玉锤缚格着水研之一日一夜,多着水,搅令大浊,泻取别澄为粉,其乳粗者自然沉底,可研之。凡三日三夜皆细,逐水作粉毕,澄取暴干,更于银钵中研之一日,候入水洗不落为佳,可分秤入散药服之。取炼成乳粉三两。上人参、上石斛、干姜各三分。上三味捣筛,与乳令相得,均分作九贴,早朝空腹温酒服一贴,昏黄后服一贴。三日内准此服之,三日后还须准旧服如前,尽此一斤乳讫,其气力当自知耳,不能具述也。"

乳。七日七夜出之，净淘讫，内瓷[1]钵中，玉[2]锤缚格着水研之一日一夜，多着水，搅令大浊，泻取别澄为粉，其粗者自然沉底，可研之。凡三日三夜皆细，逐水作粉毕，澄取暴干，更于银钵中研之一日，候入水洗不落者为佳，可分称入散药服之。取[3]炼成乳粉三两。

上人参、石斛、干姜各三分，为末，与乳相得，均分作九贴，早朝空服一贴，黄昏后一贴，三日内准此服之，三日后亦准旧服如前，尽此一斤乳讫，其气力当自知耳，不能具述。

◎ 补脾汤方

麻子仁二合　禹余粮二两　桑根皮一斤　大枣百枚　黄连　干姜　白术　炙草各三两

上八味，㕮咀，以水一斗煮取半，去滓，得升九合，日服一合。

◎ 铁精汤[4]方

黄铁三十斤（以流[5]水八斗扬三千遍）　人参三两　炭五十斤（烧铁令赤，投冷水七遍，澄清，澄汁二斗煮药）　半夏　麦冬　白蔹[6]　黄芩　甘草　芍药各四两　石膏　生姜二两　大枣二十枚

1 瓷：原作"磁"，据《外台秘要》"千金炼钟乳散"改。
2 玉：原作"王"，据《外台秘要》"千金炼钟乳散"改。
3 取：原无，据《外台秘要》"千金炼钟乳散"补。
4 本方组成中，石膏缺少剂量。可参《备急千金要方》铁精汤。《备急千金要方》卷八《诸风·风痹第八》载："治三阴三阳，厥逆寒食，胸胁支满，病不能言，气满胸中急，肩息，四肢时寒热不随，喘悸烦乱，吸吸少气，言辄飞扬，虚损，铁精汤方。黄铁三十斤（以流水八斗扬之三千遍），炭五十斤（烧铁令赤，投冷水复烧七遍，如此澄清，取汁二斗煮药），半夏、麦门冬各一升，白薇、黄芩、甘草、芍药各四两，人参三两，大枣二十枚，石膏五两，生姜二两。上十味，㕮咀，内前汁中煮取六升，服一升，日三，两日令尽。"
5 流：原作"沄"，据《备急千金要方》"铁精汤"改。
6 白蔹：《备急千金要方》"铁精汤"中作"白薇"。另，抄本"蔹"下有一"×"。

上十味，吹咀，内药汁中煮取六升，每服一升，日三服。

◎ **大续命汤**

麻黄　芎䓖各三两　干姜　石膏　人参　当归　桂心　甘草各二两　杏仁四十枚

上九味，以水一斗煮取三升服，分三服（《外台》名续命汤。范汪[1]云：是仲景方，本欠二味[2]）

◎ **小续命汤方**

麻黄　桂心　甘草各二两　生姜五两　人参　芎䓖　白术　附子　防己　芍药　黄芩各一[3]两　防风两半

上十二味，吹咀，以水一斗二升煮取三升，分三服。

◎ **三黄汤方**

麻黄五分　独活四分　细辛二分[4]　黄芪二分　黄芩三分

---

1 汪：原作"注"。据《备急千金要方》"大续命汤"改。《备急千金要方》卷八《诸风·诸风第二》载："大续命汤，治与前大续命汤同，宜产妇及老小等方。麻黄、芎䓖各三两，干姜、石膏、人参、当归、桂心、甘草各一两，杏仁四十枚。上九味，吹咀，以水一斗煮取三升，分三服。（《外台》名续命汤。范汪同云：是张仲景方，本欠两味）"

2 味：原作"位"，据《备急千金要方》"大续命汤"改。

3 一：原无，据《备急千金要方》"小续命汤"补。《备急千金要方》卷八《诸风·诸风第二》载："小续命汤，治中风冒昧，不知痛处，拘急不得转侧，四肢缓急，遗矢便利。此与大续命汤同，偏宜产后失血并老小人方。麻黄、桂心、甘草各二两，生姜五两，人参、芎䓖、白术、附子、防己、芍药、黄芩各一两，防风一两半。上十二味，吹咀，以水一斗二升煮取三升，分三服。（《古今录验》无桂，名续命汤。胡洽《千金翼》同）"

4 二分：原无，据《外台秘要》"张仲景三黄汤方"补。《外台秘要》卷十九《脚气下·风四肢拘挛不得屈伸方五首》载："《千金》疗口风手足拘挛，百节疼痛，烦热心乱，恶寒经日，不欲饮食，张仲景三黄汤方。麻黄五分（去节），独活四分，细辛二分，黄芪二分，黄芩三分。上五味，切，以水五升煮取二升，分二服。一服小汗，两服大汗。心中热加大黄二分，腹满加枳实一分（炙），气逆加人参三分，悸加牡蛎三分（熬），渴加栝楼根三分，先有寒加八角附子一枚（炮）。"

上五味，以水六升煮取二升，分温三服。一服小汗，二服大汗。心热加大黄二分，腹满加枳实一枚，气逆加人参三分，悸加牡蛎三分，渴加苦蒌根三分，寒加附子一枚。

◎ **真珠汤方**

吴茱萸一升　干姜　大黄　甘草　芎䓖各二两　人参　细辛各一两　桃白皮一把　真珠半两　雄黄十八铢

上十[1]味，以水一斗煮取二升，去滓，内雄黄、真珠末，酒一升，微火煮三沸，服一升，得下即止。

◎ **损益草散方**

干姜　桂心各五分　防风两半　牡蛎(熬)　人参　附子(炮)　黄芩　细辛各三分　桔梗　蜀椒(去目)　茯苓　秦艽　白术各一两

上十三味，为末，更称如分，乃合之，旦以温酒服方寸匕，频服之。

◎ **椒艾丸方**

蜀椒三百粒　乌梅二百枚　熟艾一斤　干姜三两　赤石脂二两

上五味，捣筛，别蒸乌梅斗米，饭熟去核，内末，捣三千杵，蜜丸梧子大，每服十丸，日三服。不差，加至二十丸，加黄连一升。

◎ **三部茯苓丸方**

茯苓七分　干姜　桂心　大黄　白术各一两　芎䓖　桔梗各五分　前胡　干地黄　神曲各二两半　人参　芍药　黄芩　菖蒲各二分

上十四味，为末，蜜丸梧子大，食后饮服十丸，日再服。

◎ **太乙白丸方**

狼毒　桂心各半两　乌头(炮)　附子　芍药各一两

上五味，为末，蜜和，更捣三千杵，丸如梧子大，旦以酒服二丸，暮三

1 十：原作“十三”。

丸，热止。

◎ **陷肿散[1]方**

乌贼骨　石硫黄各一分　白石英　紫石英　钟乳粉各半两　干姜　琥珀　大黄　附子各一两(炮)　丹参三分

上十味，为散，贮以韦[2]囊，勿令泄气，如疮湿即敷，无汁者以猪膏和敷之，日三四，以干为度。如汁不尽者，至五剂、十剂止，勿惜意不作，著药令人不痛。如不消，加芒硝二两益佳。

◎ **款冬丸方**

款冬花　干姜　蜀椒　吴茱萸　桂心　菖蒲各五分　人参　细辛　荛花　紫菀　甘草　桔梗　防风　芫花　茯苓　皂荚各三分[3]

上十六味，为末，蜜丸梧子大，酒服三丸，日再，以知为度。

◎ **大理中露宿丸**

人参　桂心　吴茱萸　乌头(炮)　矾石等分(炮)

上五味，为末，蜜和丸如桐子大，酒服三丸，日再服，以知为度。

---

1 陷肿散：《千金翼方》作"陷脉散"。《千金翼方》卷二十《杂病下·瘿病第七》载："陷脉散，主二十三十年瘿瘤及骨瘤、石瘤、肉瘤、脓瘤、血瘤，或大如杯盂，十年不差，致有漏溃，令人骨消肉尽，或坚或软或溃，令人惊惕寐卧不安，体中掣缩，愈而复发。治之方(《千金》云陷肿散)：乌贼鱼骨一分，白石英半两，石硫黄一分，紫石英半两，钟乳半两(粉)，干姜一两，丹参三分，琥珀一两，大黄一两，蜀附子一两(炮，去皮)。上一十味，捣为散，贮以韦囊，勿令泻气，若疮湿即傅，无汁者以猪膏和傅之，日三四，以干为度。若汁不尽者，至五剂、十剂止，勿惜意不作也，著药令人不疼痛。若不消，加芒硝二两益佳。(《千金》有胡燕屎一两)"

2 韦：原作"苇"，据《千金翼方》"陷脉散"改。韦，皮革。

3 各三分：原无，据《备急千金要方》"款冬丸"补。《备急千金要方》卷十八《大肠腑·咳嗽第五》载："款冬丸，治三十年上气咳嗽唾脓血，喘息不得卧方。款冬花、干姜、蜀椒、吴茱萸、桂心、菖蒲各三分，人参、细辛、荛花、紫菀、甘草、桔梗、防风、芫花、茯苓、皂荚各三分。上十六味，末之，蜜丸酒服如梧子三丸，日三。"

◎ 大草乌头丸[1]方

乌头十五分(炮) 人参五分[2] 生姜二两 蜀椒(去目,汗) 黄芩 白术 半夏 黄连 吴茱萸 龙骨 白头翁 前胡 干姜 细辛 桔梗 紫菀 芎䓖 厚朴 女萎 矾石 桂心 炙草各一两

上二十二味,为末,蜜丸桐子大,酒服十丸,日三夜一服,以知为度。

◎ 更生散方

钟乳石 白石英 海文蛤(各研) 赤石脂 防风 苦蒌各二两半 干姜 白术各两半 桔梗 细辛各五分 人参 附子 桂心各三分

上十三味,皆须新[3]好州土者捣筛为散,囊盛四两为八薄,温酒[4]和服一

---

1 丸:原作"汤",据前文"老人寒冷虚损,五十年心腹积聚百病,邪气往来,厥逆冲心,痹顽羸瘦,骨立不能食,大草乌头丸主之"条文改。

2 五分:原无,据《千金翼方》"大草乌头丸"补。《千金翼方》卷十五《补益·大补养第二》载:"大草乌头丸,主寒冷虚损,五十年心腹积聚百病,邪气往来,厥逆抢心,痹顽羸瘦骨立,不能食,破积聚方。乌头十五分(炮,去皮),人参五分,生姜二两,前胡、蜀椒(去目,闭口者,汗)、黄芩、白术、半夏(洗)、黄连、吴茱萸、龙骨、白头翁、干姜、细辛、桔梗、紫菀、芎䓖、厚朴(炙)、女萎、矾石(烧)、桂心、甘草(炙)各一两。上二十二味,捣筛为末,炼蜜和丸如梧子大,酒服十丸,日三夜一,以知为度。"

3 新:原作"心",据《千金翼方》"更生散"改。《千金翼方》卷二十二《飞炼·飞炼研煮五石及和草药服疗第二》载:"更生散,治男子、女人宿寒虚羸,胸胁逆满,手足烦热,四肢不仁,食饮损少,身体疾病,乍寒乍热,极者著床四五十年,服众药不差。此治万病,无不愈者悉主之方:钟乳、白石英、海蛤(各研)、赤石脂、防风、栝楼各二两半,干姜、白术各一两半,桔梗、细辛各五分,人参、附子(炮,去皮)、桂心各三分。上一十三味,皆须新好州土者捣筛为散,囊盛四两为八薄,温酒和服一薄,须臾起行,随力所往,还欲坐卧,随意著衣乃卧,适体中所便,食时乃冷,不得热食,只得大冷。忌食猪肉、羹臛、汤面,不得房室,诸禁忌之物皆不得食。服药后二十日复饮热食及房室,可渐随意,惟服药时不得耳。若头面中愦愦者,散发风中梳百余遍。一日三饮五合酒讫,日下晡渴,便饮酒啖脯饭,常令体中薰薰有酒势。手足烦热,可冷水洗之。加硫黄,即邵靳散也。"

4 酒:原无,据《千金翼方》"更生散"补。

薄,须臾起行,随力所往,还欲坐卧,随意著衣乃卧,适体中所便,食时乃冷,不得热食。忌猪肉、羹臛、汤面、房室。服药后二十日后[1]饮热食,可渐随意。如头面愦愦者,散发风中梳百余遍,一日三饮酒五合讫,日下晡渴,便饮酒啖脯饭,常令体中有酒势。手足烦热,可冷水洗之。加硫黄,即邵靳散。

◎ 五石护命散方

紫石英(取紫色头如樗蒲者上) 白石英(箭镞者上) 钟乳石(似乳者上) 石硫黄(取干黄色,烧有灰者) 赤石脂 海文蛤 苦蒌 干姜 白术各两半 人参 桔梗 细辛各五分 防风 附子 桂心各三分

上十五味,皆取新好者,各异捣筛已乃出散,重二两为一剂,分三薄,净温醇酒服一薄,日移一丈再服一薄,如此三薄尽,须臾以冷水洗手足,药力行者痹便自脱衣冷水极浴,薄力尽行,周体凉凉,心意开明,所患即差。

◎ 太乙丹方

丹砂四两 曾青 雌黄 雄黄 磁石各四两 金牙二两半

上六味,丹砂、雌雄黄三味苦酒渍,曾青醇酒渍,各于铜器中密封,日中暴百日令干,急用火暖。亦可合捣筛,再以苦酒调令浥浥然,内土釜[2]中,以六一泥固济,文武火炼之,丹成五色者上,三色次之,一色又次之,枣膏和丸如粟黍大,服一丸,或吐或利汗效。不知渐加,以知为度。恶癞、癖块等症,可服一刀圭薄,准大黍粟,平旦空服二十,日效。如无曾青,以石绿代之。

古方前四味,其磁石、金牙系唐孙思邈加,仍可去之。

---

1 后:《千金翼方》"更生散"中作"复"。

2 土釜:原作"士釜"。土釜,瓦锅。

作六一泥方法：取赤石脂、牡蛎、滑石、礬石、矾石各二两，以甘土[1]别裹烧一日，破团捣筛，再以卤土、蚓矢等分，苦酒和如调粥。

◎ **三建散[2]方**

芫花　狼毒　栾荆　天雄　五加皮　麻花　白芷　紫菀　乌头(炮)　附子　莽草　踯躅　茵芋　苦蒌　荆芥　荛花　王不留行　大戟　赤车使者　麻黄各二十分　石斛　半夏　石南　薯蓣　长生各四十分[3]　藜芦　狗脊　人参　牛膝　苁蓉　蛇床子[4]　菟丝子　萆[5]薢　车前子　秦艽各七分　苡仁　五味子　独活　藁本　柴胡　牡丹　柏子仁　芎䓖

---

1 甘土：主要成分为蒙脱石，具有解毒的功效。

2 三建散：相当于《千金翼方》"大排风散"。《千金翼方》卷二十一《万病·总疗万病第一》载："大排风散，主一切风冷等万病方。芫花、狼毒、栾荆、天雄(去皮)、五加皮、麻花、白芷、紫菀、乌头(去皮)、附子(去皮)、莽草、茵芋、栝楼、荆芥、踯躅、荛花、大戟、王不留行、赤车使者、麻黄各二十分，石斛、半夏、石南、薯蓣、长生各十四分，藜芦七分，狗脊、人参、牛膝、苁蓉、蛇床子、菟丝子、萆薢、车前子、秦艽各七分，薏苡、五味子、独活、藁本、柴胡、牡丹、柏子仁、芎䓖、芍药、吴茱萸、桔梗、杜仲、桂心、橘皮、续断、茯苓、细辛、干姜、厚朴、茯神、山茱萸、防己、黄芪、蜀椒、巴戟天、高良姜、紫葳、黄芩、当归、菖蒲、干地黄、通草各四分。上六十七味，勿熬炼，直置振去尘土，即捣粗筛，下药三两，黍米三升，曲末二升，上酒一斗五升，净淘米，以水五升煮米极熟，停如人肌，下曲末熟搦，次下散搦如前，次下酒搅之百遍，贮不津器中，以布片盖之一宿，旦以一净杖子搅三十匝，空腹五更温一盏服之。以四肢头面习习为度，勿辄加减，非理造次，必大吐利。欲服散者，以绢筛下之，一服方寸匕，只一服勿再也。水饮浆酒，皆得服之。丸服者，蜜和服如梧子七丸。惟不得汤服也。须补者，药少服令内消，即是补也(《千金方》有白术、食茱萸，无麻花、半夏、赤车使者、高良姜、紫葳，止六十四味，名芫花散，一名登仙酒，又名三建散。按：后加减法中有远志，而此方中无，疑此脱远志也)。凡服此药，法先多服，令人大吐下利三五度后，乃少服，方可得益也。其加增药法如下……"

3 四十分：《千金翼方》"大排风散"中作"十四分"。

4 蛇床子：原作"蛇麻子"，据《千金翼方》"大排风散"改。

5 萆：原作"草"，据《千金翼方》"大排风散"改。

芍药 吴茱萸 桔梗 紫葳[1] 桂心 橘皮 杜仲 茯苓 细辛 续断 厚朴 茯神 干姜 防己 黄芪 山萸肉 巴戟天 高良姜 蜀椒 黄芩 当归 菖蒲 干地黄 通草各四分

上六十七味,勿熬炼,直置振去尘土,即捣粗筛,下药三两,黍米二升,曲末[2]二升,上酒一斗五升,净淘米,以水五升煮极热[3],停如人肌,下曲末热[4]搦,次下散搦如前,次下酒搅之百遍,贮不津器,以布片盖之一宿,旦以净杖子搅三十匝,空腹五更温一杯服之。以四肢头面习习为度,勿辄加减,非理造次,必大吐利。欲服散者,以绢筛筛下之,一服方寸匕,只一服勿再也。水饮浆酒皆服之。丸服者,蜜和服如桐子大七丸。惟不得作汤服也。须补者,药少服令内消,即是补也(《千金方》有白术、吴萸[5],无麻花[6]、半夏、赤车使者、良姜、紫葳,止六十四味,名芫花散,一名登仙酒,又名三建散。按:后加减法中有远志一两,此方中无,此脱远志也)。

凡服此药,法先多服,令人大吐下利三五度后,乃少服,方可得益也。其加增药法如下:

麻花 乌头 王不留行 赤车使者 麻黄 踯躅 茵芋 芫花 五加皮 白芷 莽草 附子 苦蒌 荆芥 天雄[7] 芎䓖 藁本 薯蓣

1 紫葳:原作"芍药",系重出,据《千金翼方》"大排风散"改。
2 曲末:原作"面末",据后文"下曲末"改。另,《千金翼方》"大排风散"中亦作"曲末"。
3 煮极热:《千金翼方》"大排风散"中作"煮米极熟",义长。
4 热:《千金翼方》"大排风散"中作"熟",义长。
5 吴萸:《千金翼方》"大排风散"中作"食茱萸"。再查《备急千金要方》,确为"食茱萸"。
6 "麻花"下原有"麻花",衍文,故删。
7 苦蒌 荆芥 天雄:原无,据后文"上三十六味"及《千金翼方》"大排风散"后的"加增药法"补。

巴戟　细辛　独活　当归　黄芪　干姜　厚朴　防己　山萸肉　大戟　萆薢　桔梗　丹皮　柏仁　狗脊　苡仁　秦艽　菖蒲

上三十六味，并主风多者，患之者准冷热加减之。

苁蓉　芎䓖　续断　蛇床子[1]　桔梗　王不留行　芫花　天雄　附子　踯躅　茵芋　当归　秦艽　芍药　干姜　狗脊　萆薢　石南　蜀椒　干地黄　菖蒲　薯蓣　石斛　牛膝　细辛　柴胡[2]　车前子　桂心　柏子仁　五加皮　杜仲　苡仁

上三十二味，主湿痹腰脊，患之者准冷热加减之。

石南　芎䓖　续断　牛膝　干地黄　秦艽　藁本　狗脊　萆薢　通草　石斛　苡仁　菟丝子　杜仲　天雄　附子

上十六[3]味，主挛急亸曳，患之者准冷热加减之。

莽草　防己　藜芦

上三味，主身痒疥瘙，患之者准冷热加减之。

紫菀　牡丹　茯苓　茯神　柏仁　荛花　人参　远志　细辛

上九味，主惊痫，患之者准冷热加减之。

蜀椒　长生　踯躅

上三味，主鬼魅，患之者准冷热加减之。

紫菀　芫花　藜芦

上三味，主蛊毒，患之者准冷热加减之。

高良姜　桔梗　芫花　山茱萸　茯苓　人参　柴胡　牡丹　荛花　苁蓉　巴戟　芍药　干姜　附子　乌头　麻黄　莽草

---

1 蛇床子：原作“蛇麻子”，据《千金翼方》“大排风散”后的“加增药法”改。

2 柴胡：原作“紫胡”，据《千金翼方》“大排风散”后的“加增药法”改。

3 十六：原作“十二”。

上十七味，主周冷、积聚、腹痛坚实，患者准冷热加减之。

厚朴　橘皮　桔梗　大戟　藜芦　半夏　干姜　藁本　人参　吴茱萸

上十味，主腹痛胀满吐逆，患者准冷热加减之。

茯苓　厚朴　芫花　半夏　细辛　乌头　黄芩　柴胡　山茱萸

上九味，主痰实，患者准冷热加减之。

厚朴　干姜　紫菀　茯苓　桔梗　荛花　乌头　人参　细辛　柴胡

上十味，主胸满痛，患者准冷热加减之。

紫菀　薯蓣　石斛　细辛　巴戟　牡丹　当归　人参　菖蒲　五味子　桔梗　柏子仁　吴茱萸　山萸　干地黄

上十五[1]味，主补五脏虚损，患者准冷热加减之。

柏子仁　续断　黄芪　薯蓣　芍药　巴戟天　五味子

上七味，主益气，患者准冷热加减之。

苁蓉　蛇床子[2]　五味子　附子　天雄　萆薢　苦蒌　薯蓣　远志　巴戟　菟丝子　牛膝　柴胡[3]　车前子　细辛　茯苓　杜仲　五加皮　石斛

上十九味，主益精髓，患者准冷热加减之。

干地黄　菟丝子　天雄　附子

上四味，补骨髓，患者准冷热加减之。

当归　藁本　白芷　干地黄　五加皮　石斛　菟丝子　薯蓣　五味子　厚朴

---

1 十五：原作“十”。

2 蛇床子：原作“蛇麻子”，据《千金翼方》“大排风散”后的“加增药法”改。

3 柴胡：原作“紫胡”，据《千金翼方》“大排风散”后的“加增药法”改。

上十味，主长肌肉，患者准冷热加减之。

五加皮　杜仲　续断

上三味，主阴下湿痒，患者准冷热加减之。

茯苓　人参　苦蒌

上三味，主消渴，患者准冷热加减之。

苦蒌　茯苓　芍药　橘皮　秦艽　山茱萸　车前子

上七味，主利小便，患者准冷热加减之。

菖蒲　苦蒌　山茱萸

上三味，主小便利，患者准冷热加减之。

人参　细辛　菟丝子　狗脊

上四味，主明目，患者准冷热加减之。

芎䓖　白芷

上二味，主止泪，患者准冷热加减之。

细辛（益肝气）　远志　人参（补心气）

上三味，主补益气，患者准冷热加减之。

石南　萆薢　狗脊　车前子　石斛

上五味，主补益肾气，患者准冷热加减[1]之。

蜀椒　当归　麻黄　桂心　吴萸　紫菀　芫花　藜芦　附子　半夏　乌头　菖蒲　远志　细辛　荛花　五味子

上十六味，主咳嗽上气，患者准冷热加减之。

蛇床子[2]　石斛　细辛　薯蓣　橘红

上五味，主下气，患者准冷热加减之。

1 减：原无，据前后文例及《千金翼方》“大排风散”后的“加增药法”补。

2 蛇床子：原作“蛇麻子”，据《千金翼方》“大排风散”后的“加增药法”改。

附子　干姜　人参　桂心　橘红　厚朴

上六味，主霍乱，患者准冷热加减之。

黄芪　通草（主漏）　厚朴　山茱萸　莽草（主三虫）　紫菀　当归　白芷（主崩中带[1]下）　黄芩　蛇床子[2]　芎䓖　牛膝　苦蒌　紫葳

上十四味，主月闭，患者准冷热加减之。

麻黄　苦蒌　柴胡　桂心　芍药（主伤寒）　通草　菖蒲　远志　人参（主健忘）　附子　黄芩　干姜　葛根[3]（主下利）　紫菀　茯苓　芎䓖

上十六味，主唾稠如胶，患者准冷热加减之。（论曰：所加之药，非但此方所须，普通诸方，学者详而用之）

1 带：原作“代”，据《千金翼方》“大排风散”后的“加增药法”改。

2 蛇床子：原作“蛇麻子”，据《千金翼方》“大排风散”后的“加增药法”改。

3 葛根：《千金翼方》“大排风散”后的“加增药法”中作“蜀椒”。

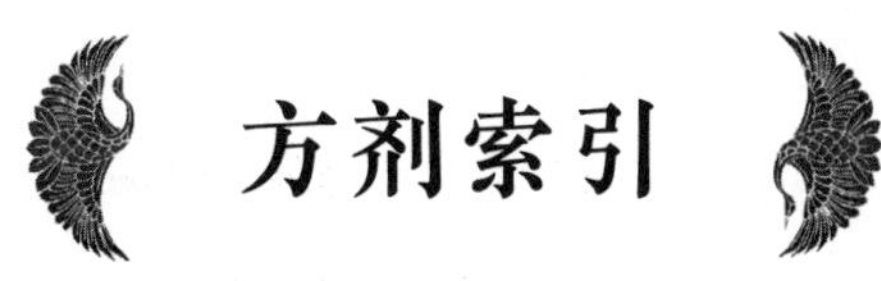

方剂索引